In der
REGEL
bin ich
STARK

ANNA WILKEN

mit Saskia Hirschberg

In der REGEL bin ich STARK

Endometriose: Warum wir
unsere Unterleibsschmerzen
ernst nehmen müssen!

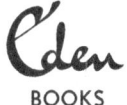

Inhaltsverzeichnis

In diesem Buch begegnen euch zahlreiche QR-Codes, hinter denen sich Links zu Homepages mit weiterführenden Informationen verstecken. Bei einigen Smartphones muss man nur die Kamera draufhalten, andere benötigen spezielle Apps zum Scannen der QR-Codes. Letztere gibt's in jedem App Store.

Für meinen Engel G.
Ich vermisse und liebe dich.

Vorwort von Anna

Wie schön, dass du dieses Buch in deinen Händen hältst! Für alle, die mich noch nicht kennen: Ich heiße Anna Wilken, bin 96er Jahrgang und stolze Ostfriesin. Ich liebe die Küste und die Luft dort oben. Und eins ist klar: Egal, wo mein Beruf oder die Liebe mich auch hinführen, meine Heimat bleibt immer der Norden.

Für *Germany's Next Top Model* verließ ich im Alter von siebzehn Jahren mein Zuhause, und seither habe ich viel erlebt. Mittlerweile modele ich nicht nur, sondern bin auch eine sogenannte Influencerin – schrecklicher Begriff, oder? Mit anderen Worten, ich blogge auf Instagram, teile mein Leben mit der Öffentlichkeit und werbe für Produkte, die ich prüfe und für gut empfinde. Dabei bleibe ich mir selbst treu. Es ist mir wichtig, authentisch zu sein – auch auf Instagram. Ich zeige mich, wie ich bin. Wer mir folgt, kann das bestätigen. Darum darf auch meine Familie auf Instagram nicht fehlen. Meine Familie ist für mich das Wichtigste in meinem Leben. Ich liebe es, Zeit mit meinen Eltern, meinem Partner und meinen Freunden zu verbringen.

Einen weiteren großen Teil meiner Freizeit widme ich dem Ehrenamt. Neben meiner Herzensangelegenheit, der Aufklärung rund um die Endometriose, spielt die Altenpflege, insbesondere von Alzheimerpatienten, eine große Rolle in meinem Leben. Seit Jahren gehe ich ehrenamtlich ins Seniorenheim, spiele, bastle und rede mit den Mitbewohnern. Ich höre mir ihre faszinierenden Lebensgeschichten an und gehe meistens mit einem lachenden und einem weinenden Auge nach Hause – mit Tiefe und Liebe erfüllt. Für mich gibt es nichts Schöneres, als Liebe zu verteilen. Und genauso viel Liebe findet sich auch in diesem Buch wieder.

In monatelanger Schreibarbeit und unzähligen Stunden am Telefon mit meiner Co-Autorin Saskia Hirschberg ist dieses Buch entstanden. Eine aufregende und vor allem emotionale Zeit, wie ich sie lange nicht erlebt habe. Ich bin unglaublich dankbar, dass ich meine Geschichte teilen darf, um mehr Bewusstsein für Endometriose zu schaffen. Zumal ich mir vor ein paar Jahren noch nicht wirklich vorstellen konnte, überhaupt je offen über meine Erkrankung zu sprechen.

Hätte mir damals jemand gesagt, dass ich ein Buch darüber schreiben würde, hätte ich wahrscheinlich laut gelacht. Der Gedanke, mein eigenes Buch in den Händen zu halten, fühlt sich verrückt an. Kann mich bitte jemand kneifen?

Nun gut, jetzt verrate ich euch erst mal, was auf euch zukommt:

Wahrscheinlich hast du dir diesen Titel ausgesucht, weil du selbst betroffen bist und mehr über die Endometriose erfahren möchtest. Vielleicht suchst du aber auch eine Aufklärungslektüre für deine Lieben, damit sie dich endlich besser verstehen. Aus eigener Erfahrung weiß ich, dass es nicht leicht für dein Umfeld ist, immer Verständnis zu zeigen.

Endometriose auszusprechen ist schon die erste Hürde, ein Zungenbrecher, wie ich finde. Und ein Wort, das kaum einer kennt. Das ärgert mich ganz besonders. Eine von zehn Frauen leidet an Endometriose. Wie kann es bei dieser Quote sein, dass kein Mensch darüber Bescheid weiß? Mein Ärger und ehrlich gesagt auch mein Unverständnis darüber sind nur zwei der Gründe, weshalb ich mich vor einiger Zeit dazu entschlossen habe, meine Reichweite zu nutzen, um mehr Bewusstsein für dieses Leiden zu schaffen.

In meinen Posts und meinen Stories kläre ich über die Krankheit auf, und mit diesem Buch möchte ich euch motivieren, ebenfalls auf die Krankheit aufmerksam zu machen. Ich möchte euch Endosisters zeigen, dass keine von euch allein ist. Wir sitzen alle im selben Boot, auch wenn die Krankheit bei jeder anders ausgeprägt ist. Aber am Ende des Tages wollen wir alle mehr Verständnis – von unserer Familie, dem Partner, unseren Freunden, dem Arbeitgeber und von manchem Arzt.

Außerdem möchte ich euch die Angst nehmen vor dem Begriff »Kranksein« und Berührungsängste mit Ärzten abbauen, damit ihr *eure* Endometriose im Idealfall schneller erkennt und nicht sechs bis zehn Jahre auf eine Diagnose warten müsst.

Mir persönlich war der medizinische Teil des Buches und die Unterstützung in diesem Projekt durch eine Fachärztin wichtig. Ich hätte mir niemand Besseren dafür vorstellen und wünschen können als Frau Dr. med. Sylvia Mechsner, Oberärztin der Gynäkologie und Leiterin des Endometriosezentrums der Berliner Charité. Sie hat damals meine Endometriose diagnostiziert, mir viele Zusammenhänge erklärt und begleitet meine Krankengeschichte bis heute mit so viel Herzblut. Wir stehen in regelmäßigem Kontakt, und ich sehe sie als ein wahres Geschenk in meinem Leben an. Ich möchte ihr Wissen unbedingt mit euch teilen. Frau Dr. Mechsner versteht es wie keine andere, die Endometriose verständlich zu erklären. Immer wieder werdet ihr Kommentare und Beiträge von ihr finden sowie QR-Codes, die euch zu interessanten und hilfreichen Seiten weiterleiten, wie beispielsweise zur Endometriose-Vereinigung Deutschland.

Worauf ich ganz besonders viel Wert lege, ist die Tatsache, dass jeder von uns individuell ist. Bei der Behandlung der Endometriose geht probieren über studieren. Was mir hilft, ist keine Garantie dafür, dass es bei euch anschlägt und umgekehrt. Darum teile ich in diesem Buch Tipps und Tricks, auf die ich schwöre, aber genauso auch Erfahrungen, mit denen ich nicht so glücklich war.

Dieses Buch wird mich so privat zeigen, wie noch nie zuvor. Alle meine Gedanken und Sorgen, in denen ihr euch vielleicht wiederfinden werdet, teile ich mit euch, weil ich hoffe, euch damit eine Hilfestellung zu geben.

Und weil abgesehen von Frau Dr. Mechsner einer meiner ersten hilfreichen Ansprechpartner in Sachen Endometriose die Endometriose-Vereinigung Deutschland war, werde ich einen Teil der Einnahmen aus den Buchverkäufen dem Verein spenden, der uns Endosisters, unsere Eltern und Partner ehrenamtlich berät, damit noch mehr Kampagnen zur Aufklärung gestartet, Beratung und Workshops stattfinden können.

Ich wünschte, ich hätte schon Jahre früher um all die Stellen gewusst, an die ich mich hätte wenden können. Eure Suche möchte ich hiermit abkürzen.

In den letzten Jahren musste ich mich intensiv mit meiner Endometriose auseinandersetzen. Es war oft hart, aber heute bin ich dankbar dafür. Wenn sich jetzt einige von euch fragen, wieso ich dankbar für eine chronische Krankheit bin, dann freue ich mich umso mehr, euch auf den nächsten Seiten mit auf meine Reise zu nehmen – auf die Reise zu mir selbst, mit dem Ziel, meinen Körper besser kennenzulernen, ihn zu verstehen und auf ihn zu hören. Ich hätte es selbst nie für möglich gehalten, dass ich mich irgendwann tatsächlich mit meiner Krankheit »anfreunden« kann. Der Weg dorthin war holprig, aber jeder Rückschlag hat meinen Willen gestärkt.

In diesem Buch nehme ich euch mit – von meiner ersten Periode über die Diagnose, bis zu dem Punkt als aus meinem größten Feind meine beste Freundin wurde und »Frieda« in mein Leben trat. Diejenigen von euch, die mich bei Instagram (@anna.wilken) begleiten, wissen vielleicht sogar schon, wer Frieda ist und welche Rolle sie in meinem Leben spielt. Alle, die meine beste Freundin noch nicht kennen, müssen sich noch ein bisschen gedulden – ihr werdet sie bald treffen. Ich bin schon ganz gespannt, wie ihr eure besten Freundinnen am Ende unserer gemeinsamen Reise taufen werdet.

Neben der Entwicklung einer positiven Lebenseinstellung trotz und mit der Endometriose wird noch ein anderes Thema Raum in diesem Buch bekommen. Die Frage »Weißt du, ob du Kinder kriegen kannst?« habe ich mehr als nur einmal gehört. Eine Antwort gab's von mir allerdings nie. All meine Gedanken dazu werdet ihr dafür in diesem Buch finden – und ja, es kostete mich enorm viel Überwindung, denn das Thema setzt mir ganz schön zu. Gerade weil ich noch so jung bin, habe ich mich mit der Thematik nicht auseinandersetzen wollen. Doch dann stolperte ich plötzlich über diese eine Information, die ich nicht ignorieren konnte, und ehe ich mich versah, saß ich in Regensburg im Kinderwunschzentrum ... Aber gehen wir die Reise doch lieber Schritt für Schritt, angefangen bei den ersten Beschwerden.

Ich wünsche euch viel Spaß beim Lesen und freue mich auf euer Feedback und eure Geschichten!

Eure Anna

Vorwort von Prof. Dr. med. Sylvia Mechsner

Was bedeutet Endometriose im Leben einer Frau?

Endometriose ist eine chronisch inflammatorische Erkrankung, die das Leben vieler Frauen über viele Jahre begleitet und beeinflusst. Doch was bedeutet ein Leben mit Endometriose für die betroffenen Frauen? Im Gespräch mit meinen Patientinnen bekomme ich die verschiedensten Antworten, die mich auch nach vielen Jahren in meinem Beruf noch berühren.

»Endometriose bedeutet für mich, mein bisheriges Leben verloren zu haben.«

»Die Zerstörung jeglicher Lebensplanung, eine Zukunft in Ungewissheit.«

»Permanenter Schmerz, harte Arbeit, um die Lust am Leben nicht zu verlieren.«

»Die Endometriose macht das Frausein schwer.«

»Einschränkung der Lebensqualität, aber auch die Chance, Selbstfürsorge zu erlernen und positive Veränderungsprozesse anzustoßen.«

»Neue Freundschaften und Zusammenhalt.«

Eindrücke, die nachdenklich machen, die zeigen, dass wir noch viel zu verbessern haben. Denn anders als andere chronische Erkrankungen wird Endometriose oft erst lange nach Beginn der Beschwerden diagnostiziert. Der Leidensweg beginnt aber, wenn der Schmerz beginnt. Dann sind Veränderungen an den Organen (Gebärmutter oder im kleinen Becken) oft noch nicht »sichtbar«, sie sind mikroskopisch oder rein biochemisch, führen aber dennoch zu Schmerzen. Weil »nicht sichtbar« im Anfangsstadium, werden Beschwerden lange sowohl gesellschaftlich als auch medizinisch ignoriert.

Schöner wäre es, wenn sich im Blut Veränderungen nachweisen ließen, wie zum Beispiel beim Diabetes. Hier ist die Kausalität zwischen hohem Blutzucker und Organzerstörung bekannt. Es ist außerdem bekannt, dass durch gute Einstellung der Stoffwechselsituation und konsequenter Therapie Langzeitfolgen wie Gefäßerkrankungen, Sehstörungen, Nierenfunktionsveränderungen und so weiter verhindert werden können. Wir haben einen Messwert, den »Blutzucker«, der eine Überprüfung möglich macht. Jedem ist klar, dass die betroffenen Patienten/innen eine gute medizinische Versorgung brauchen, eine sehr gute Schulung hinsichtlich der Veränderungen, die sich für ihren Lifestyle ergeben, aber auch in Bezug auf die Einschätzung ihrer Symptome.

Diabetes ist vollkommen etabliert in unserer Gesellschaft, denn die Krankheit ist gefährlich und kann sogar zum Tod führen. Auch das Umfeld reagiert in diesem Fall anders als bei Endometriose. Niemand würde einem Diabetiker einfach einen Zuckerkuchen hinstellen. Mit dem Wort »Diabetes« kann fast jeder etwas anfangen, jeder hat eine Vorstellung. Mit dem Wort »Endometriose« hingegen nicht, dabei sind beide Erkrankungen vergleichbar häufig.

Da es für die Endometriose kein biochemisches Messinstrument gibt, sondern der Schmerz meist lange Zeit erst mal der einzige Anhaltspunkt ist, bleibt sie oftmals unerkannt und unbenannt. Nun kann man sagen: Ja, gut, Endometriose ist ja nicht lebensgefährlich. Nein, das ist sie nicht, es geht »nur« um Lebensqualität und um Fertilität. Dadurch erfolgt allerdings auch keine adäquate Schmerztherapie, die Erkrankung kann fortschreiten, und Schmerzchronifizierungsmechanismen können sich entwickeln. Die Weichen sind gestellt. Und das, obwohl die Mehrzahl der betroffenen Frauen mehrfach bei ihren Ärztinnen/Ärzten vorsprechen. Sie suchen Hilfe und bekommen diese nicht.

Wichtig ist, dass Endometriose-typische Beschwerden auch und besonders bei jungen Frauen ernst genommen werden. Es muss eine

Anamnese, Untersuchung und Beratung erfolgen. Vor allem sollte genau erklärt werden, wie die Schmerzen entstehen und wie sie sich im Lauf der Jahre verstärken können. Frauen müssen geschult werden, wie sie mit den Schmerzen umgehen können, und sie müssen Erfahrungen sammeln, welche Maßnahmen ihnen guttun und welche nicht. Es muss ein Behandlungskonzept erarbeitet werden, mit dem die betroffene junge Frau gut leben kann, sie muss sich physisch und psychisch wohlfühlen. Es gibt viele Möglichkeiten der Behandlung, auch unter Berücksichtigung von komplementären Verfahren.

Menschen mit Diabetes müssen gleichfalls lernen, damit zu leben, sonst zerstört der hohe Blutzucker die Organe. Nur, hier ist die Kausalität klar, und ein Messwert im Blut ermöglicht und fördert die Anpassung. Endometrioseschmerzen verändern das Leben mit und ohne »Diagnose«, doch mit Diagnose haben die Frauen die Möglichkeit, sich an die Situation psychisch wie physisch anzupassen. Ändern kann man/frau die Diagnose nicht, aber frau kann viel tun, um besser mit ihr leben zu können.

Solange die Gesellschaft und auch die medizinische Versorgung diese Frauen nicht auffangen können, müssen sie dies selbst tun. Darum unterstütze ich Annas Aufklärungsarbeit gern. Denn sie gibt hier einen wertvollen Einblick in ihre Art der Krankheitsbewältigung, lässt teilhaben an ihren Erfahrungen und zeigt damit verschiedene Wege auf, aktiv mit Endometriose zu leben.

Ich begleite Anna Wilken und ihre Krankheitsgeschichte schon seit vielen Jahren, und sie bringt die Endometriose stellvertretend für viele Frauen wohl ziemlich gut auf den Punkt:

Die Endometriose ist ein Teil von mir, und dennoch hat sie sich viele Jahre meines Lebens wie ein großer unsichtbarer Feind in meinem eigenen Körper angefühlt. Eine seelische und körperliche Behinderung ohne Hoffnung auf Heilung. Sie hat mir meine Jugend genommen und bedeutet bis heute eine Einschränkung meiner Lebensqualität. Im sozialen Umfeld bringt sie mir oft Streitigkeiten. Eigentlich hat sie meine gesamte Lebensplanung zerschlagen. Doch all die Herausforderungen, die sie mit sich bringt, haben mich auch stark gemacht. Mittlerweile sehe ich sie eher als eine manchmal sehr lästige Freundin, durch die ich viel über mich selbst gelernt habe.

Als Frieda mit dem Zickenterror begann

Ich erinnere mich noch genau an den Morgen, an dem ich im Halbschlaf das nasse Laken unter mir spürte. Sofort schlug ich die Bettdecke auf und sah einen riesigen Blutfleck. Erschrocken rief ich nach meiner Großmutter, bei der ich übernachtet hatte. Sie war, wie immer, lange vor mir aufgestanden und kam gleich herbeigeeilt. »Dann hast du jetzt wohl deine Periode, Anna«, sagte sie.

Zugegeben, da hätte ich auch selbst draufkommen können, aber im ersten Moment war ich einfach total überrumpelt gewesen. Meine Oma staunte, dass ich »so früh dran« war. Keine meiner Freundinnen hatte schon ihre Tage. Überhaupt waren wir mit gerade mal zwölf Jahren allesamt noch eher kindlich und beschäftigten uns nicht großartig mit dem, was in unseren Körpern an vorpubertären Prozessen ablief.

Doch wenn ich mich heute mit anderen Endometriosepatientinnen über den Zeitpunkt ihrer ersten Regelblutung unterhalte, reagieren sie oft sogar überrascht: »Was, so alt warst du schon?« Einige Endometrioseerkrankte bekommen ihre Regel sogar noch viel früher. Manche bereits im Alter von acht oder neun Jahren. Was übrigens ein erstes Indiz für eine mögliche Endometriose sein kann. Und ich sage hier bewusst »kann«, denn nicht jedes Mädchen, das schon früh ihre Periode bekommen hat, ist betroffen. Auch ich rannte damals nicht panisch zum Frauenarzt. Meine Oma gab mir einfach eine Binde und damit war »die Gefahr« zunächst gebannt.

Agnieszka M., 26 Jahre:
Als ich zehn Jahre alt war, bekam ich meine Periode. Ich werde diesen Morgen niemals vergessen. Nach dem Aufstehen stellte ich auf der Toilette fest, dass ich blutete. Panisch rief ich meine Mutter an, die bereits das Haus verlassen hatte. Sie sagte mir, wo ich Binden fand und ließ sich dann von der Arbeit befreien – das erste von vielen Malen. In der Grundschule kamen während des Unterrichts ganz starke Schmerzen hinzu, und ich spürte, wie große Mengen Blut aus mir herausschossen. Unter einem Vorwand ging ich wieder nach Hause – ebenfalls das erste von vielen Malen.

Erste Beschwerden

So unbemerkt, wie sich meine erste Regelblutung angeschlichen hatte, verhielt es sich mit den folgenden Zyklen allerdings nicht mehr. Intervallartig tauchten die Beschwerden im Bauchraum auf. Natürlich konnte ich diese weder richtig benennen noch lokalisieren. War es der Magen? Der Darm? Der Unterleib?

Meiner Mutter gegenüber sprach ich immer von »Bauchschmerzen«. Da auch sie an übermäßigen Regelschmerzen leidet, ordneten wir die Ursache zunächst meiner Periode zu. Gerade weil ich wirklich starke Blutungen hatte und die stechenden Krämpfe an den ersten Tagen meiner Menstruation oft so heftig waren, dass ich nicht in die Schule gehen konnte.

Gekrümmt vor Schmerzen lag ich im Bett, konnte mich kaum bewegen. Manchmal half es mir, mich mit einer Wärmflasche unter die Decke zu verziehen, aber es gab auch Tage, da ging ohne Ibuprofen gar nichts mehr. Ab dem dritten Tag ließen die Beschwerden dann meist ein wenig nach, und ich konnte mich unter halbwegs erträglichen Schmerzen zumindest wieder in den Unterricht schleppen.

Trotzdem toppten meine Fehlzeiten in der Schule schon bald die meiner Mitschülerinnen. Auch am Sportunterricht konnte ich nicht regelmäßig teilnehmen, womit ich bei meiner damaligen Sportlehrerin auf totales Unverständnis stieß. Jede Frau hätte schließlich ihre Periode und so schlimm wäre das ja wohl nicht, sagte sie immer.

Selbst wenn ich nicht gerade meine Tage hatte, war ich körperlich nicht sehr belastbar, sodass mir meine Mutter ständig Entschuldigungen schreiben musste. Denn irgendwas war immer. Hatte ich mal keine Unterleibskrämpfe, litt ich unter Rückenschmerzen. War der Rücken wieder okay, dann hatte ich Kopfweh. Das Ganze trieb mich regelrecht in den Wahnsinn! Nicht nur weil ich dadurch Probleme in der Schule bekam, sondern auch weil ich in meiner Freizeit dauernd genervt und eingeschränkt war. Zum Beispiel Freunden absagen musste, da ich mit Krämpfen im Bett lag oder einfach zu erschöpft war, um woanders abzuhängen als auf der Couch.

Um abzuklären, warum ich unabhängig von meinem Zyklus ständig tausend Zipperlein hatte, suchten wir letztendlich unseren Hausarzt auf – nach knapp einem Jahr.

Er tastete meinen Bauch ab und stellte mir viele Fragen. Wo genau ich Schmerzen hätte, wie häufig diese auftreten würden und was ich dagegen täte. Anhand der Symptome und aufgrund der Intensität meiner Schmerzen vermutete er die Ursache tendenziell im Unterleib und überwies mich deshalb zum Gynäkologen. Dort sollte ich nach Zysten und anderen möglichen Auslösern untersucht werden. Bis dato war ich noch nie beim Frauenarzt gewesen. Dementsprechend hatte ich ordentlich Respekt vor »meinem ersten Mal«.

Generell stehe ich Ärzten nicht sonderlich entspannt gegenüber. Seit ich mich erinnern kann, hatte ich Angst vor jedem Arztbesuch. Schon als Kleinkind hatte ich dem Zahnarzt einmal in die Finger gebissen, als er versuchte, in meinen Mund zu schauen. Ich selbst erinnere mich nicht an diesen Vorfall, meine Mutter dafür umso besser. Und weil sie mich nun mal kennt wie niemand sonst, war ihr sofort klar, dass ich nicht gerade scharf darauf war, auf einen gynäkologischen Stuhl zu klettern. Schon gar nicht bei einem fremden Arzt, von dem sie selbst nicht wusste, wie er mit seinen Patientinnen umging. Darum bekniete sie die Sprechstundenhilfe der Frauenarztpraxis, in der sie selbst Patientin war, mich ausnahmsweise noch aufzunehmen. Eigentlich hatte diese nämlich Annahmestopp.

2009: Mit 13 der erste Besuch bei der Gynäkologin

Frühmorgens, noch vor der Schule, setzte meine Mutter mich dort ab. Während sie das Auto parkte, ging ich schon mal zur Anmeldung und nahm anschließend im Wartezimmer Platz. Ich machte mir fast in die Hosen vor Angst, und das im wahrsten Sinne des Wortes: Ständig musste ich aufs Klo. Ich kannte niemanden, der so eine schwache Blase hatte wie ich. Und wenn meine Blase richtig voll war, tat es beim Wasserlassen auch weh. Also rannte ich noch mal schnell zur Toilette. Nicht dass ich während der Untersuchung plötzlich musste.

Apropos Untersuchung: Musste das Ganze wirklich sein? Ich wollte einfach nur weg hier ...

In der Zwischenzeit war meine Mutter eingetroffen. »Du musst keine Angst haben, Anna. Die Ärztin ist wirklich vorsichtig«, versuchte sie, mich zu beruhigen.

Aber was von ihr bloß nett gemeint war, machte mich nur noch nervöser – und meine Mutter musste als Ventil herhalten.

»Hör auf, mir vorzuschreiben, wovor ich Angst haben darf und wovor nicht!«, fuhr ich sie an. Ungerechterweise, wie mir heute klar ist, aber panische Dreizehnjährige sind nun mal selten gerecht.

Wahrscheinlich war mein Zickenterror letztendlich der Grund dafür, dass sie bei der Untersuchung gar nicht dabei war. In meinem Zorn hatte ich behauptet, ich brauche sie nicht – was ich später im Behandlungszimmer schwer bereute. Denn als mein Blick auf diesen Stuhl fiel, der leider sehr an ein Folterinstrument erinnerte, hätte ich sie schon gern dabeigehabt. Dieser Anblick war zu viel für meine Nerven. Genau in dem Augenblick, in dem die Gynäkologin das Zimmer betrat, brach ich in Tränen aus.

Doch gleich wurde mir klar, warum meine Mutter so viel darangesetzt hatte, dass genau diese Frauenärztin mich untersuchen würde. Sie war sehr einfühlsam und schaffte es schnell, mich zu beruhigen, indem sie mir ganz genau erklärte, wie wir gleich vorgehen würden. Sie zeigte mir, welche Instrumente sie bei der Untersuchung benutzen würde und versicherte, dass ich jederzeit Bescheid geben könnte, wenn mir etwas unangenehm wäre.

Ich wiederum erzählte ihr davon, wie oft ich aufgrund der Schmerzen nicht in die Schule gehen konnte oder Treffen mit Freunden absagen musste.

Nachdem wir also ausführlich miteinander gesprochen hatten, stand der gefürchtete Moment der körperlichen Untersuchung an. Den unteren Teil meines Körpers freigemacht, kletterte ich auf den Stuhl, legte meine Beine rechts und links in die dafür vorgesehenen Stützen, sodass die Frauenärztin mit ihrem Hocker genau zwischen meinen Schenkeln Platz nehmen konnte.

Dass es ein Gerät gibt, mit dem man einen inneren Ultraschall macht, war mir völlig neu. In den ganzen Krankenhausserien im Fernsehen zeigen sie einem ja immer nur den süßen Klassiker: ein bisschen Gel auf einen kugelrunden Schwangerschaftsbauch auftragen, fertig. Niemand käme da auf die Idee, der Patientin einen Ultraschallkopf vaginal einzuführen. Doch genau das musste die Ärztin tun, um meinen Uterus, die Eierstöcke und die Eileiter genau untersuchen zu können.

Zu Beginn war es etwas unangenehm, eine Art Druckgefühl, aber weil ich genau wissen wollte, wie mein Körper funktioniert, konzentrierte ich mich darauf, der Frauenärztin aufmerksam zuzuhören, die mir wirklich jeden einzelnen Schritt erklärte – das lenkte mich ab.

Nachdem sie mich noch abgetastet und einen Abstrich genommen hatte, setzten wir uns wieder an ihren Schreibtisch.

»Es gibt da so was ...«, begann sie. »Die Krankheit nennt sich Endometriose.«

Endo-was? Durch meinen Kopf tanzten lauter Fragezeichen. Was sollte das denn sein?

Nur bruchstückhaft drang ihre Erklärung zu mir durch. Irgendwas von wucherndem Gewebe außerhalb des Uterus, das stark der Gebärmutterschleimhaut ähnelt. Was auch immer sie mir damit sagen wollte, sie hätte es auch auf Chinesisch tun können, denn ich verstand kein Wort.

Da man diese Erkrankung nicht per Ultraschall diagnostizieren kann, sondern nur durch eine Bauchspiegelung, sprach die Ärztin zunächst nur von einem Verdacht. Die Symptomatik war ihr nicht eindeutig genug, um einer Dreizehnjährigen zu einem operativen Eingriff unter Vollnarkose zu raten. Stattdessen wollte sie erst einmal versuchen, meine Symptome zu behandeln. Darum verschrieb sie mir die Pille. Die Einnahme der Hormone zielt darauf ab, die Menstruation zu unterdrücken und auf diese Weise die Regelschmerzen auszuschalten. Damit der Zyklus möglichst lange unterbunden wäre, sollte ich nur alle drei Monate eine Pillenpause einlegen.

Mit dem Rezept für die Antibabypille und einem Flyer, der über dieses »Endo-was?« informierte, entließ sie mich.

Auf dem Weg zur Schule erzählte ich meiner Mutter, was unsere Frauenärztin vermutete. Auch sie hatte nie zuvor von dieser Krankheit gehört. Umso beruhigter war sie wohl, zu hören, dass die Ärztin mir etwas verschrieben hatte, was diesen Verdacht im Nirwana verschwinden lassen sollte.

Endlich Erleichterung

Die Pille brachte zunächst tatsächlich eine Linderung der Beschwerden. Ganz schaltete sie sie zwar nicht aus, aber immerhin waren die Schmerzhochphasen rund um den Zeitpunkt meiner Periode deutlich abgemildert. Damit reduzierten sich auch die Fehltage in der Schule. Nur der dämliche Vierer in Sport blieb mir erhalten, obwohl ich viel öfter versuchte, am Unterricht teilzunehmen. Die Pille konnte zwar meinen Regelschmerzen entgegenwirken, aber nicht meiner Unsportlichkeit.

Auf diese Weise war der Alltag zu bewältigen. Weshalb ich die Frage, was genau meine Schmerzen verursachte, nicht sonderlich hartnäckig verfolgte – auch wenn die Erinnerung an dieses »Endo-was?« immer wieder in meinem Hinterstübchen aufflammte. Vor allem dann, wenn mich die Krämpfe alle drei Monate wieder quälten.

Zwar hatte ich mir damals schon mein erstes Buch über Endometriose bestellt – *Leben mit einem Chamäleon* von Johanna Helen –, doch letztendlich ließ ich mich von der Zurückhaltung der Ärztin, was diesen Verdacht betraf, und den abwiegelnden Worten meiner Mutter immer wieder von der richtigen Fährte abbringen. Obwohl mein Bauchgefühl vom ersten Moment an leise geflüstert hatte: »Da könnte was dran sein ...«

Aber wenn man so jung ist, lässt man sich eben von Erwachsenen stark lenken – von den Eltern ebenso wie von den Ärzten. Dazu kommt, dass der Mensch prinzipiell dazu tendiert, seinen Ängsten erst mal aus dem Weg zu gehen. In dieser Hinsicht ging es mir wie den meisten.

So bekam mich meine Gynäkologin auch nur dann zu Gesicht, wenn ich ein neues Pillenrezept brauchte. Sicherlich sprachen wir während dieser Termine die Vermutung »Endometriose« auch immer mal wieder an, doch es blieb bei dem vagen Verdacht.

Andere Symptome, die im Lauf der Zeit hinzukamen, schob ich auf tausend Dinge in meinem Leben, nur nicht auf eine mögliche

Endometrioseerkrankung. Der Reizdarm lag demnach am Stress in der Schule und meine psychische Verfassung an der Pubertät.

2013: Mit 17 der erste heftige emotionale Tiefpunkt

Als meine geliebte Großmutter an Alzheimer und Parkinson erkrankte, ignorierte ich meine persönlichen Befindlichkeiten wieder mal völlig. Für mich brach eine Welt zusammen, denn Oma Gerdi war für mich wie eine zweite Mutter.

Seit meiner Geburt war sie eng in mein Leben eingebunden gewesen. Meine Großeltern hatten damals ganz in unserer Nähe gewohnt und ich fuhr auf meinem türkisfarbenen Hollandrad immer zu ihnen. Sie hatten es mir geschenkt, damit ich sie besuchen konnte, wann immer ich wollte. Ich nannte es »meine Gazelle« – eigentlich war das bloß die Marke, aber es passte auch in anderer Hinsicht gut: Denn damit war ich flink wie eine Gazelle.

Oft blieb ich über Nacht bei meinen Großeltern, manchmal sogar unter der Woche und definitiv immer dann, wenn Oma meine Leibspeise kochte: gestampfte Möhrchen – bis heute mein Lieblingsgericht.

Als ich vierzehn war, zogen meine Eltern und ich um, weil wir ein Haus bauten. Der Weg zu Oma und Opa war nicht mehr mit meiner Gazelle zu bewältigen. Für meine Mutter hätte das bedeutet, jeden Tag eine halbe Stunde zwischen unserem Haus und dem Zuhause meiner Großeltern hin und her zu pendeln, um meine kranke Oma zu pflegen. Darum kam schon während der Bauphase unseres neuen Heims der Gedanke auf, eine Einliegerwohnung für meine Großeltern einzuplanen.

Für die nächsten zwei Jahre führte mein Weg nach der Schule zu Oma und Opa. Mama, meine Großeltern, Omas Pflegerin und ich aßen gemeinsam zu Mittag, anschließend unterhielten wir uns, schauten Bilder an, spielten *Mensch ärgere dich nicht* oder *Rummikub*. Meiner Mutter und meinem Opa präsentierte ich ständig die neuesten Ergebnisse meiner Internetrecherchen zum Thema Alzheimer. Doch mit fortschreitendem Verlauf von Omas Krankheit ging es mir irgendwann hauptsächlich darum, einfach noch so viel Zeit wie möglich mit ihr zu verbringen, ihr Gesellschaft zu sein. Auch für meinen Opa war es wichtig, dass ich die beiden viel besuchte und ihm eine Ansprechpartnerin war, während Oma immer mehr verstummte.

Dabei zuzusehen, wie meine Großmutter sich geistig mehr und mehr von uns entfernte, machte mir schwer zu schaffen. In der Zeit war ich oft niedergeschlagen, hatte Bauch- und Kopfschmerzen. Der emotionale Stress setzte mir sehr zu, und ich schob all meine körperlichen Beschwerden auf meine psychische Verfassung. Meiner Mutter gegenüber erwähnte ich meine Beschwerden so gut wie gar nicht. Bei allem, was sie in dieser Zeit durchmachen musste, wollte ich ihr nicht noch zusätzliche Sorgen bereiten.

Daher konnte ich von Glück reden, dass mein damaliger Klassenlehrer äußerst verständnisvoll war. Mich vom Unterricht entschuldigte, wann immer Termine mit Oma anstanden, und beide Augen zudrückte, wenn ich unkonzentriert in der Klasse saß. In den letzten Tagen, bevor meine Oma starb, durfte ich sogar mein Handy im Klassenzimmer angeschaltet lassen, damit ich jederzeit erreichbar war.

Als meine Großmutter schließlich für immer einschlief, war ich sechzehn Jahre alt. Ihr Verlust riss mir den Boden unter den Füßen weg. Auch im Leben meiner Mutter und selbstverständlich meines Großvaters hinterließ ihr Tod eine riesige Lücke, denn alles in diesem Haus erinnerte uns an sie. Daheim zu sein, war für mich zu der Zeit wirklich kaum auszuhalten, weswegen ich viel Ablenkung suchte. Die fand ich vor allem bei meinen Freunden und glücklicherweise auch in einem neuen Projekt: Meine Teilnahme an Germany's Next Topmodel.

Agnieszka M., 26 Jahre:
Mit sechzehn hatte ich meine erste Panikattacke. Mit dem Reisebus befanden wir uns auf der Rückfahrt von einer Sprachreise in England. Ich saß neben meinem besten Freund am Fenster, als ich mitten in der Nacht von Krämpfen aufwachte. Meine Periode kam zu früh. Ich hatte keine Binden oder Tampons dabei. Deshalb stopfte ich mir in der Bustoilette Klopapier in die Unterhose und hoffte, die Fahrt würde nicht mehr allzu lange dauern. In der Embryonalstellung lag ich auf der Sitzbank im Bus. Meine Mutter holte mich an der Schule ab. Auf dem Nachhauseweg wurde mir auf einmal ganz warm, dann gleich wieder kalt. Alles drehte sich. Meine Mutter hielt das Auto an, damit ich frische Luft schnappen konnte, aber es half nichts. Zum Glück ist sie medizinisch geschult und wusste, wie sie mich beruhigen konnte.

2013: Germany's Next Topmodel

Vier Monate nach meinem siebzehnten Geburtstag war die Bewerberrunde für die neue Staffel von *Germany's Next Topmodel* angelaufen. Meine Freunde und Mitschüler lagen mir seit Ewigkeiten mit dem Thema in den Ohren, weil ich schon immer so groß und schlank war.

»Mach doch mal bei GNTM mit!«, sagten sie immer.

Mich tatsächlich zu bewerben, war eigentlich eine ganz spontane Idee, hatte aber den positiven Begleiteffekt, dass ich mal auf andere Gedanken kam. Ich hatte schon immer Freude daran gefunden, für Familienaufnahmen beim Fotografen zu posieren oder *just for fun* Shootings mit meinen Freundinnen zu machen.

Bei meiner Mutter kam mein neuestes Hirngespinst allerdings überhaupt nicht gut an, weil sie sich gleich die Konsequenzen ausmalte. Wochenlanger Schulausfall und so weiter. Sie war strikt dagegen, dass ich meine guten Leistungen in der Schule aufs Spiel setzen wollte, bloß um aus Spaß bei einer Castingshow mitzumachen. Also zog ich das Ding heimlich gemeinsam mit meinem Stiefvater durch. Ein Tag nach dem damaligen GNMT-Finale setzten wir uns gemeinsam an den PC und füllten meine Online-Bewerbung für die nächste Staffel aus.

Für mich war Hannover der nächstgelegene Veranstaltungsort, und obwohl meine Mutter meine Teilnahme nicht gerade befürwortete, begleitete sie mich damals zusammen mit einer Freundin von mir zu dem »Vorlaufen«.

Ehrlich gesagt hatte niemand von uns damit gerechnet, dass ich mich für die Show qualifizieren würde. Als einige Wochen später dann der entscheidende Anruf kam, wurde mir klar: Das nächste Mal, wenn ich einen Laufsteg betreten würde, müsste ich mich vor Heidi beweisen! Bei diesem Gedanken wurde mir ganz anders. Doch zugleich war ich von diesem Moment an richtig angefixt vom dem Projekt – endlich. Ich fühlte mich unsagbar aufgeregt, und gleichzeitig fand ich die Vorstellung erleichternd, mal eine Weile von zu Hause rauszukommen. Wegzukommen aus der Umgebung, in der mich alles an meine Großmutter erinnerte. Darum wünschte ich mir damals sehr, dass ich vor der prominenten Jury bestehen können würde.

Tatsächlich war ich dann aus dieser Castingrunde das erste Mädchen, das weiterkam. Ich war happy! Innerlich verabschiedete ich mich schon mal übermütig von meiner damaligen Klassenlektüre: Tschö Goethe, zum Teufel mit Faust!

Vielleicht ein wenig voreilig, denn immerhin standen mir noch einige Runden bevor, doch genauso war es damals – alles ging plötzlich wahnsinnig schnell. Ich durchlebte eine rasante und aufregende Zeit, die mich nicht nur von der Trauer um meine Großmutter ablenkte, sondern auch von meinen Beschwerden.

Obwohl ich während der Wochen, in denen ich mit *Germany's Next Topmodel* unterwegs war, zehnmal häufiger beim Arzt antanzte als meine Mitstreiterinnen: Andauernd kämpfte ich mit Verstopfung, musste hin und wieder sogar Abführmittel nehmen. Damals schob ich die Verdauungsprobleme hauptsächlich auf Stress, unregelmäßige Essenszeiten, wenig Ruhe und mangelnde Privatsphäre für Badezimmerangelegenheiten. Auch der psychische Druck war nicht zu unterschätzen. Tagtäglich abliefern zu müssen, so weit von zu Hause weg zu sein – ich vermisste meine Familie.

Modelalltag unter Beschwerden

All diese emotionalen Stressfaktoren fütterten im Lauf der nächsten sechs Monate meine Beschwerden. Der Leistungsdruck brachte mich an meine Grenzen. Auf Schritt und Tritt von Kameras begleitet zu werden, all meine Emotionen und Erfahrungen im Fernsehen zu teilen, wurde zu einer nervlichen Belastung, die ich nicht länger ertrug. Darum entschied ich mich dazu, die Castingshow freiwillig zu verlassen. Doch selbst als die Dreharbeiten für mich beendet waren, wurde mein Leben nicht ruhiger. Ganz im Gegenteil: Um mein Portfolio zu erweitern, jagte anfangs ein Testshooting das nächste. An manchen Tagen klapperte ich bis zu sechzehn Castings ab und ergatterte natürlich auch den ein oder anderen Modeljob. In der Praxis bedeutete das essen zwischen Tür und Angel, früh aufstehen, spät ins Bett gehen, von einer Stadt in die nächste tingeln, aus dem Flieger in den Flieger, permanent aufgeregt und angespannt sein. Bekomme ich den begehrten Job? Wird der Kunde mit mir zufrieden sein?

Für meinen Darm war das die Hölle. Verstopfung und Durchfälle wechselten sich ab, und auch Unterleibskrämpfe machten mir hin und wieder jobtechnisch einen Strich durch die Rechnung. Vor allem wenn

Shootings in der Kälte stattfanden, geriet ich oft an meine Grenzen und stieß damit bei Auftraggebern und meinem damaligen Management nicht gerade auf Verständnis.

Stress, Höchstleistungen vollbringen – es gab sicher genug Gründe, auf die ich meine körperliche Verfassung hätte schieben können. Nichtsdestotrotz poppte der Gedanke »Endometriose« immer mal wieder auf, und im Gegensatz zu früher ließ sich diese Vermutung nicht mehr so leicht abschütteln. Je älter ich wurde, desto mehr entwickelte ich ein Gefühl für meinen Körper, und ich spürte einfach, dass irgendwas mit mir nicht stimmte. Mir wurde klar, dass ich mit jemandem sprechen musste, der mehr Expertise auf dem Gebiet hatte als die Frauenärzte, die ich bisher konsultiert hatte.

2014: Mit 18 in die Endometrioseklinik

Meine damalige Gynäkologin verwies mich an eine Klinik, die auf Endometriosepatientinnen spezialisiert ist. Kurz nach meinem achtzehnten Geburtstag nutzte ich meine neugewonnene Freiheit, allein mit dem Auto dorthin zu fahren.

Ich war extrem aufgeregt, zum ersten Mal mit Fachärzten über meine mögliche Erkrankung zu sprechen und versprach mir wirklich viel von dem Termin – keine Fragezeichen mehr, endlich ernst genommen werden! Vielleicht könnten die Spezialisten sogar schon anhand diverser Untersuchungen und Berichten meinerseits einschätzen, inwiefern ich wirklich betroffen war?!

Glaubt mir, ich würde euch jetzt an dieser Stelle so gern erzählen, dass der Termin ein Erfolg auf ganzer Linie war, euch die Adresse nennen und zum Oberguru aller Endometriosegurus schicken, doch ich hatte weder das Gefühl bei Experten gelandet zu sein noch interessierte sich jemand dafür, wie es mir ging. So sauer, wie ich damals auch darüber war, im Lauf der Jahre und im Austausch mit anderen Endosisters habe ich leider feststellen müssen, dass es viele solcher enttäuschenden Stationen auf der Suche nach Antworten und Unterstützung gibt, wenn es um die Endometriose geht.

Zum damaligen Zeitpunkt sah ich durch diese Erfahrung einmal mehr meine »bissige« Haltung den meisten Ärzten gegenüber als bestätigt. So schnell würde mich keine Praxis, keine Klinik wieder von innen sehen!

Also schob ich das Thema erneut schön weit weg. Es war vor allem der Ablenkung durch meinen rasanten Alltag geschuldet, dass ich meinen Wehwehchen zudem kaum Aufmerksamkeit schenken konnte.

Sommer 2014: Berlin ruft

Ein Jobangebot von Wolfgang Joop verlegte meinen Lebensmittelpunkt nach Berlin, und ich war voll damit ausgelastet, mich in der Hauptstadt einzuleben.

Da der Job zunächst lediglich auf zwei Monate begrenzt war, mietete ich ein möbliertes Zimmer bei einem jungen Ehepaar. Die beiden waren super, und wir freundeten uns schnell an. Das soziale Netzwerk, das ich dort von Anfang an hatte, erleichterte mir den Start in der neuen Stadt ungemein. Zwei- bis dreimal pro Woche war ich für Fittings bei Wolfgang, meine Mama besuchte mich oft, und abgesehen davon lebten gute Freunde meiner Eltern in Berlin, bei denen ich häufig zum Essen eingeladen war.

Als die Zusammenarbeit mit Wolfgang nach einigen Wochen dann die Frage aufwarf, ob ich länger in Berlin bleiben wollte als ursprünglich angedacht, musste ich nicht lange überlegen, um mich für ein Leben in der Hauptstadt zu entscheiden. Nicht zuletzt auch deshalb, weil ich gleich in den ersten Wochen in Berlin mit meinem jetzigen Freund zusammenkam. Er wohnte damals eine gute Stunde von Berlin entfernt. Mehrmals die Woche fuhr ich zu ihm, nistete mich meistens auch über Nacht ein. Doch das Pendeln zwischen meiner WG und seinem Zuhause wurde schnell zum nervigen Zeiträuber, ein weiterer Stressfaktor in meinem Alltag, der mir bald »auf den Magen« schlug. Ich hatte wieder häufiger Unterleibsschmerzen, und zwar in einem Ausmaß, das mich in der Ausübung meiner beruflichen und privaten Tätigkeiten extrem einschränkte.

Herbst 2014: Ich will endlich Klarheit!

In dieser Zeit lief ich andauernd bei meinem Berliner Hausarzt ein. Ich gab Stuhlproben ab, ließ mich auf Unverträglichkeiten wie Laktose- und Fruktoseintoleranz testen. Sogar an einen Osteopathen wendete ich mich auf der Suche nach Hilfe. An manchen Tagen traute ich mich nicht mal mehr mit meinen Freundinnen oder meinem Freund ins Nachtleben hinaus, weil ich wegen meines Reizdarms Angst vor einer peinlichen Situation auf der Klubtoilette hatte.

Abgesehen von den Magen- und Darmproblemen hatte ich häufig Unterleibskrämpfe, die sich eher mit starken Zyklusbeschwerden vergleichen ließen, weshalb ich vermutete, dass die Pille nicht mehr denselben lindernden Effekt brachte wie früher.

Je mehr ich mich zurückzog, um unangenehmen Vorfällen aus dem Weg zu gehen, und weil ich einfach solche Schmerzen hatte, dass ich nicht rausgehen konnte, desto mehr Zeit fand ich, um in mich hineinzufühlen und nachzudenken. Drei Monate nach meiner Ankunft in Berlin hatte sich der erste Hype um mein neues Leben – nicht nur hier in der Hauptstadt, sondern generell seit GNTM – gelegt, und all die Themen, für die bisher kein Raum gewesen war, prasselten plötzlich auf mich ein. So viel war passiert im letzten Jahr, durch das ich regelrecht hindurchgerauscht war. Ich hatte für meine Modelkarriere die Schule geschmissen, mein gewohntes Umfeld verlassen, um für die Arbeit in eine andere Stadt zu ziehen.

Ja, ich hatte mich erwachsen genug gefühlt, all diese Schritte zu gehen, aber nun fragte ich mich, ob ich vielleicht doch noch nicht reif genug war, um mit achtzehn Jahren schon Hunderte Kilometer von meiner Familie entfernt zu leben. Ich vermisste meine Eltern und meine Freunde von zu Hause. Obwohl ich beruflich bedingt viel unterwegs war, konnte ich mich nie wirklich an die Einsamkeit gewöhnen, die mit den vielen Businessreisen und dem Leben in der anonymen Großstadt einherging.

Ich fühlte mich zunehmend depressiv, entwickelte regelrechte Schlafstörungen, weil ich ein Kopfmensch bin und nicht gut abschalten kann, wenn mich etwas beschäftigt. Eine Zeit lang war es so extrem, dass ich beinahe drei Wochen am Stück kaum ein Auge zutat.

In dieser Phase setzte ich mich wieder mehr mit meinem gesundheitlichen Zustand auseinander. Jahrelang zu beobachten, dass bei einem selbst irgendetwas verdammt anders läuft als bei den Freundinnen, der Mutter, der Tante, ohne die Ursache dafür zu kennen, wirkt sich eben mental aus.

Irgendwann erreichte ich einen Punkt, an dem ich die Hetzjagd in meinem gedanklichen Hamsterrad schlichtweg nicht mehr aushielt. Mitten in der Nacht fuhr ich meinen Laptop hoch und googelte »Endometriose Berlin«. Schon die ersten Treffer führten mich in die Charité zu Prof. Dr. med. Sylvia Mechsner. Ich fand schnell heraus, dass die Oberärztin des Endometriosezentrums der Klinik eine Koryphäe auf diesem Gebiet zu sein schien und sogar Studien leitete. Mit einem Mal fühlte ich mich total euphorisch, meine Hoffnung, dass mir endlich jemand helfen könnte, war riesig.

Doch schon am nächsten Morgen, als ich in der Klinik anrief, um einen Termin zu vereinbaren, wurde meine Begeisterung wieder ausgebremst. Vier Monate Wartezeit!

Mia W., 20 Jahre:

Als ich mit zwölfeinhalb Jahren meine Tage bekam, ging es mir zunächst recht gut. Erst im Lauf der folgenden zwei Jahre wurden die Unterleibskrämpfe schlimmer. Von Periode zu Periode kamen allerhand Beschwerden hinzu – Kreislaufprobleme bis hin zur Ohnmacht, Übelkeit, Beckenschmerzen. Mein Hausarzt verschrieb mir Ibuprofen® 400 und Buscopan®. Allerdings wirkten die nicht gegen die massiven Krämpfe. Als ich daraufhin zur Gynäkologin ging, hörte ich die bescheuertste Aussage, die ein Arzt mir gegenüber je gemacht hat: Ich solle mehr Sport machen, denn ›Balletttänzer hätten keine Unterleibsschmerzen und könnten immer tanzen.‹ Ich fühlte mich in dieser Praxis überhaupt nicht gut aufgehoben. Aber immerhin bekam ich stärkere Schmerzmittel verschrieben, die mir eine relativ normale Teilhabe am Alltag ermöglichten.

Auf diese Weise schlug ich mich einige Jahre durch, bis ich mit sechzehn Jahren in der Schule vor Schmerzen umkippte. Daraufhin suchte ich mir eine neue Frauenärztin. Sie äußerte direkt den Verdacht auf Endometriose. ›So starke Beschwerden sind nicht normal!‹

Dank Annas Aufklärungsarbeit auf Instagram war dieser Begriff für mich zu dem Zeitpunkt schon kein Fremdwort mehr. Damit begann für mich der klassische Weg: Drei Jahre Pille im Langzeitzyklus (ich nahm damals die Maxim®) und mit neunzehn die erste Bauchspiegelung – Diagnose: Endometriose.

Hätte ich mal besser mit Ballett angefangen …

Was ist denn jetzt dieses »Endo-was?«?

»Tschakka, du schaffst das!«

Dieses Mantra lief in meinem Kopf vier Monate lang in Dauerschleife. Mich zu drücken war keine Option mehr. Auch wenn ich größten Respekt vor einem weiteren Gang zum Arzt hatte, war meine Erwartungshaltung riesig, und meine Hoffnung auf Aufklärung überwog meine Angst. Immerhin zählt Dr. Mechsner zu den weltweit führenden Experten in puncto Ursachenforschung bei Endometriose. Ich war mir sicher, aus dieser Untersuchung mit klaren Antworten nach Hause zu gehen.

Der lang ersehnte Termin in der Charité

In der Gynäkologie der Charité angekommen, merkte mir an diesem Morgen wohl niemand an, dass Arztbesuche sonst nicht gerade zu meinen Lieblingsbeschäftigungen gehörten. Ich preschte zur Anmeldung vor, als hätte man dort nur auf mich gewartet. Die Sprechstundenhilfe sprach mich irritiert an:

»Ist Ihre Nummer denn schon dran?«

Hä? Welche Nummer? Fragend schaute ich mich um. Erst jetzt bemerkte ich die vielen Patienten, die alle geduldig im Wartebereich saßen und kleine Zettelchen in den Händen hielten.

»Was macht eine Ostfriesin, wenn sie in der Großstadt zum Arzt geht?« Entschuldigend grinste ich die Sprechstundenhilfe an, doch deren Blick verwies mich nur nüchtern auf den kleinen Kasten an der Wand.

Brav zog also auch ich mein Zettelchen und wartete damit, bis ich aufgerufen wurde. Als ich schließlich endlich meine Nummer hörte, ging ich erneut zu der Dame an der Anmeldung.

»Mein Name ist Anna Wilken, und ich habe einen Termin bei Frau Dr. Mechsner.«

Wieder sah die Sprechstundenhilfe zu mir auf. Dann schob sie einen Papierstapel über den Tresen.

»Bitte füllen Sie den Anamnesebogen im Wartezimmer aus.«

Mein Blick fiel auf den Fragenkatalog, und noch während ich ins Wartezimmer lief, blätterte ich einmal grob durch. Zweiundzwanzig Seiten. *Malen nach Zahlen* wäre mir lieber gewesen!

Ich ließ ich mich auf einen freien Stuhl fallen und schlug die erste Seite auf. Zunächst wurden einige persönliche Daten abgefragt, und ich musste ankreuzen, ob ich wegen Schmerzen, unerfülltem Kinderwunsch oder eines auffälligen Befunds hier war. Ich setzte mein Häkchen bei »Schmerzen«. Dann kreuzte ich sämtliche Symptome an, die auf mich zutrafen, beantwortete umfangreiche Fragen zu meinem Zyklus und machte detaillierte Angaben zu Schmerzen und Dauer der Beschwerdephasen. Es dauerte eine halbe Stunde, mich konsequent durch den Fragenkatalog zu arbeiten.

Dann endlich empfing mich Frau Dr. Mechsner. Schlagartig war ich aufgeregt. Ich sah sie da stehen in ihrem Kittel und dachte mir: Was, wenn sie mir heute sagt, ich habe nichts? Was, wenn sie mir nicht helfen kann? Tausend Gedanken strömten in der Sekunde unserer ersten Begegnung durch meinen Kopf.

Doch schon nach wenigen Sätzen von ihr erkannte ich, dass ich bei ihr in äußerst liebevollen und zudem fachkundigen Händen gelandet war. Das beruhigte mich. Frau Dr. Mechsner schenkte mir wirklich sehr geduldig ihre volle Aufmerksamkeit, wodurch ich mich ernstgenommen fühlte. Das war mir sehr wichtig.

Schon anhand der Antworten, die ich im Anamnesebogen angegeben hatte, kann eine erfahrene Ärztin, wie sie es ist, recht eindeutig den

Verdacht auf Endometriose erheben. In sehr verständlichen Worten erklärte sie mir alle Einzelheiten zu dieser Erkrankung. Dabei griff sie immer wieder zum Stift und veranschaulichte die Informationen anhand kleiner Zeichnungen.

Über vieles von dem, was sie erzählte, war ich schon mal gestolpert. Immerhin hatte ich schon vor Jahren das »Chamäleon-Buch« gelesen und in den letzten Monaten vor allem wieder verstärkt im Netz recherchiert. Doch so manches Detail verstand ich nun erst mit ihrer Hilfe so richtig.

Um ihrer Vermutung weiter auf den Grund zu gehen, untersuchte sie mich natürlich ausführlich. Meine Hände waren klitschnass vor Angst, denn schon die minimalsten Berührungen waren in letzter Zeit sehr schmerzhaft geworden. Ich versuchte, mich zu entspannen, um es nicht noch schlimmer zu machen. Frau Dr. Mechsner merkte mir meine Angst an und entschuldigte sich schon mal vorab, dass die Untersuchung im Verlauf etwas unangenehmer werden könnte.

Schon beim Abtasten von innen vermutete sie eine Fehlstellung meines Uterus. Immer wieder fragte sie mich, ob das Abtasten an gewissen Stellen besonders unangenehm wäre. Ich musste mich wirklich beherrschen, nicht an die Decke zu gehen vor Schmerz. Der innere Ultraschall war nicht weniger schmerzhaft, bestätigte aber ihren Verdacht. Meine Gebärmutter ist nicht nur nach hinten, sondern auch zur rechten Seite geneigt, sodass – je nach Blickwinkel – der rechte Eierstock davon verdeckt wird.

Gut zu wissen – aber sind wir jetzt endlich fertig?

Und als ich schon dachte, schlimmer könnte es nicht mehr werden, steckte sie mir plötzlich auch noch einen Finger in den Po. Huch! Jetzt bloß nicht ausflippen, Anna! Ich versuchte, ruhig zu bleiben, doch in meinem Kopf ging es zu wie auf dem Jahrmarkt: Finger im Po, Mexiko ... Ich konnte mich kaum darauf konzentrieren, was mir Frau Dr. Mechsner über das kombinierte Tasten erklärte. Nämlich, dass sie auf diese Weise Knoten und Verwachsungen zwischen Darm und Gebärmutter erfühlen kann.

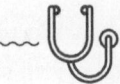 Prof. Dr. med. Sylvia Mechsner klärt auf

Was genau ist Endometriose?

 Endometriose ist eine gutartige, aber chronische Erkrankung, bei der sich gebärmutterschleimhautartiges Gewebe an Stellen im Unterleib ansiedelt, wo es eigentlich nicht hingehört. Diese Art von Gewebe tritt in Form von aktiven und nicht aktiven Endometrioseherden, Schokozysten (mit Blut gefüllte Zysten), Verwachsungen und Verklebungen auf.

Ansiedeln kann sich dieses Gewebe ...
... in der Gebärmutter. In dem Fall spricht man von einer Adenomyose.
... außerhalb der Genitalorgane, am Bauchfell im kleinen Becken, am Sacrouterine Ligament (Teil des Bandapparats der Gebärmutter), im Douglasraum, an den Eileitern und den Eierstöcken (Endometriosis genitalis externa).
... als tiefinfiltrierende Herde an der Blase, rektovaginal und am Darm.
... vereinzelt am Zwerchfell, am Nabel, nach Kaiserschnitten in der Bauchdecke, in äußerst seltenen Fällen außerhalb des Bauchraumes zum Beispiel in der Lunge (Endometriosis extragenitalis).

Klassische Symptome

- periodenabhängige und -unabhängige Schmerzen
- Bauch- und Rückenschmerzen vor und während der Menstruation, die oft auch in die Beine ausstrahlen
- Schmerzen während und nach dem Geschlechtsverkehr
- Schmerzen bei gynäkologischen Untersuchungen

- Blasen- und Darmkrämpfe
- zyklische Blutungen aus Blase und Darm
- Unfruchtbarkeit
- vermehrtes Auftreten von Allergien und anderen Auto-immunerkrankungen
- Zysten, Verwachsungen und Narben
- entzündliche Unterbauchschmerzen
- Erschöpfungszustände

Dabei ist ganz klar zu sagen, dass nicht jede Patientin an allen Symptomen leiden muss. Da die Krankheit chronisch verläuft, können im Lauf der Zeit Symptome hinzukommen beziehungsweise Schmerzen stärker werden. Man muss sich das so vorstellen: Wenn unser Rückenmark zwei Jahre lang unablässig die Meldung »Schmerz« von unseren Nerven erhält, aber sich nichts verbessert, »denkt« es irgendwann: Wieso stellt niemand diesen Schmerz ab? Merkt das keiner? Dann pack ich eben noch eine Ladung drauf. Man spricht hier von einer *Hyperalgesie*, dem gesteigerten Empfinden eines Schmerzreizes.

Mögliche Ursachen

Leider ist die Krankheit noch sehr unerforscht – was sicher auch daran liegt, dass sie bislang nicht ernst genommen wurde. Klar ist nur: Wer erblich vorbelastet ist, hat ein höheres Risiko, an Endometriose zu erkranken. Man geht davon aus, dass die Gebärmutter selbst Ursache der Erkrankung ist. Durch starke Bewegungsabläufe kommt es zur Mikrotraumatisierung in der Schicht zwischen Schleimhaut und Muskulatur, dadurch werden Regenerationsprozesse in Gang gesetzt, und es kommt zur lokalen Östrogenbildung. Dies fördert das Zellwachstum und die Bildung von Oxytocin. Letzteres ist ein im Gehirn produziertes Hormon, das eine wichtige Bedeutung beim Geburtsprozess einnimmt, weil es die Gebärmutter dazu bringt, sich zusammenzuziehen und damit Wehen auslöst. Die starke Kontraktion der Gebärmutter führt zu feinsten Gewebeverletzungen. Das Ganze ist dann wie ein Kreislauf. Wenn Zellen aus diesem Areal weiter in die Tiefe wachsen oder durch die Eileiter in den Bauchraum gelangen, können sie sich am falschen Ort ansiedeln. Diese Verlagerung von Gewebe an eine ungewöhnliche Stelle innerhalb des Körpers nennt man *Ektopie*. Teilweise sind die Ektopienherde aufgebaut wie eine Mini-Gebärmutter mit Schleimhaut innen und Muskelzellen außen.

Die vier Stadien der Endometriose

Allerdings berücksichtigt die rASRM-Klassifikation (American Society for Reproductive Medicine, revidierte Fassung) nur die Endometriosis genitalis externa.

- Bei Stadium rASRM I und rASRM II liegen überwiegend Bauchfellherde vor.
- Bei den Stadien rASRM III und rASRM IV können noch Zysten und Verklebungen auftreten.

Das Ausmaß von tiefinfiltrierenden Herden hingegen wird mithilfe des Enzian-Scores beschrieben. Dabei handelt es sich, salopp gesagt, um ein anderes Berechnungssystem. Zu diesem zählt auch die Adenomyose.

Was man unbedingt wissen sollte: Man kann nicht behaupten, dass eine Patientin mit Endometriose Stadium I weniger Schmerzen hat als eine Patientin mit Stadium IV. Die Einstufung des Schweregrades steht nicht in Relation zum Schmerzempfinden. Kleinste Herde können unerträgliche Schmerzen auslösen, wenn sie an einer »fiesen« Stelle sitzen, aber im krankenhausinternen Punktesystem aufgrund ihrer lokalen Zuordnung und Größe nur wenig ins Gewicht fallen.

Und gibt's da jetzt was von Ratiopharm?

Schön wär's! Die einzige Möglichkeit, eine Endometriose sicher zu diagnostizieren, ist eine Bauchspiegelung. Nur anhand dieser Verfahrensweise kann die Endometriose lokalisiert, entfernt und damit auch Gewebe zur Analyse entnommen werden. Anders als oft vermutet wird, hat dieser Eingriff allerdings weder was mit einer Magen- noch einer Darmspiegelung gemein.

Bei einer Laparoskopie werden die Bauchhöhle und die darin liegenden Organe endoskopisch untersucht. Das bedeutet: eine Operation unter Vollnarkose. Und genau dazu riet mir Frau Dr. Mechsner. Bei dem Gedanke daran, dass mir ein Ärzteteam allerhand Folterwerkzeug über die Bauchdecke einführen würde, wurde mir totschlecht. Eine popelige Spritze reicht ja schon, um mir den Angstschweiß auf die Stirn zu treiben.

Doch uns blieb keine andere Wahl. Zwar war sich Frau Dr. Mechsner aufgrund der Anamnese und der Tastuntersuchung schon ziemlich sicher, dass es sich bei mir um Endometriose handelte, dennoch wollte sie sich meinen Bauchraum von innen ansehen. Speziell, weil ich trotz Hormontherapie und ausgeschalteter Periode starke Schmerzen hatte und allerhand Symptome zeigte.

Meine Symptome:

- Schmerzen im Bereich der Gebärmutter und des Rückens, in der Leistengegend
- Schmerzen beim Geschlechtsverkehr und bei gynäkologischen Untersuchungen
- stechende Krämpfe während der Periode
- zyklusunabhängige Beschwerden

- unregelmäßiger Zyklus
- Probleme im Bereich des Beckens und der Blase
- Reizdarm und Verstopfung (ähnlich der Blase, schmerzt auch die Entleerung des Darms und geht teilweise mit Übelkeit einher)
- Kopfweh
- Stimmungsschwankungen
- Erschöpfungszustände

Frieda geht es an den Kragen!

Nach dem Termin bei Doktor Mechsner kreisten meine Gedanken wild im Kopf. Die Vorstellung, tagelang im Krankenhaus bleiben zu müssen, machte mir Angst. Ich hatte weder Bock auf den beißenden Geruch von Desinfektionsmittel noch auf den ekelhaften Krankenhausfraß. Und was, wenn die mir am Ende einen Katheter legen würden? Allein bei der Vorstellung, einen Schlauch in die Harnröhre geschoben zu bekommen, zog sich in mir alles zusammen. Gibt es eigentlich irgendwas an dieser Scheißkrankheit, das nicht wehtut?

Es kostete mich Nerven ohne Ende, in den fünf Wochen bis zur OP nicht den Verstand zu verlieren. Das Einzige, was meinen Mut davon abhalten konnte, auf Nimmerwiedersehen zu verschwinden, war der verzweifelte Wunsch nach Klarheit. Ich wollte endlich wissen, was mit mir nicht stimmte. Insgeheim hoffte ich sogar, dass die Ärztin bei der OP tatsächlich Endometrioseherde finden würde. Einfach nur, damit ich endlich Gewissheit hätte! Selbst wenn das bedeuten würde, dass ich mit einer unheilbaren Krankheit leben müsste. Wie bescheuert war das denn, bitte?

Die Vorbesprechung der OP

Zwei Tage vor der Bauchspiegelung musste ich zur Vorbesprechung in die Charité, um mit der Narkoseärztin und Frau Dr. Mechsner den Eingriff ausführlich zu besprechen. Die Anästhesistin erklärte mir, dass der Eingriff unter Vollnarkose stattfinden würde, und klärte mich über alle möglichen Risiken und Folgeschäden auf. Von leichter Heiserkeit durch den Beatmungsschlauch über Übelkeit und Erbrechen bis hin zu Verwirrtheitszuständen und Herzrhythmusstörungen als unerwünschte Nebenwirkung der Narkosemittel. Die beiden letztgenannten kommen zwar nur in sehr seltenen Fällen vor, und auch das Risiko, an einer Narkose zu sterben, liegt heutzutage bei 0,008 bis 0,009 Prozent – dennoch war es ein unheimlicher Gedanke, der nicht gerade für weniger Aufregung bei mir sorgte.

Was das betraf, hatte die Anästhesistin ein Ass im Ärmel. Es gibt nämlich ein Medikament (Dormicum®), das gern auch »Scheiß-egal-Tablette« genannt wird, weil der enthaltene Wirkstoff beruhigend und angstmindernd auf die Psyche wirkt.

Nachdem ich also ausführlich über die Narkose informiert worden war, besprach Frau Dr. Mechsner mit mir, wie die Laparoskopie genau ablaufen würde.

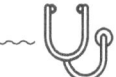 *Prof. Dr. med. Sylvia Mechsner klärt auf*

Der Ablauf einer Laparoskopie

Eine Bauchspiegelung findet unter Vollnarkose statt. Vor dem Eingriff wird üblicherweise die Harnblase entleert und ein Dauerkatheter gelegt. Der Arzt geht mit einer speziellen Nadel durch den Bauchnabel ein und füllt die Bauchhöhle mit Kohlendioxidgas. Dies erlaubt ein Anheben der Bauchdecke und schafft einen Hohlraum, den man sich wie eine Kuppel vorstellen muss. Durch den Nabel schiebt der Operateur eine Metallhülse (Trokar) in den Hohlraum und bringt darüber eine stabförmige Optik ein, an der eine Lichtquelle und eine Kamera befestigt sind. Dieses Instrument heißt Laparoskop und hat eine Länge von zwanzig bis dreißig Zentimetern. Eine Kamera überträgt das Bild aus dem Inneren des Bauchraumes auf einen Monitor.

An drei Punkten im Unterbauch, manchmal zusätzlich im Oberbauch und an weiteren Stellen der Bauchdecke macht der Arzt kleine Schnitte, um Metallhülsen einzuführen, die im Gegensatz zu der Hülse im Nabel einen kleineren Durchmesser aufweisen. Über die Führungshülsen bringt der Operateur verschiedene Instrumente ein, die das Fassen von Gewebe und Organen, die Durchtrennung von Verwachsungen und das Entnehmen von Gewebe erlauben. Durch die Bauchspiegelung werden nicht nur Organe, die innerhalb der Bauchhöhle liegen, betrachtet und behandelt, sondern auch Strukturen, die sich hinter dem Bauchfell befinden, wie die großen Gefäße, Nervenstrukturen und der Harnleiter.

Die Endometriose kann an verschiedenen Stellen auftreten, wie in der Wand der Gebärmutter, den Eierstöcken, den Eileitern, am Bauchfell im kleinen Becken, zwischen der Scheide und dem Darm und in der Darmwand, in verschiedenen Darmarealen, in der

Wand der Harnblase oder des Harnleiters oder auch in der Bauch-
wand, am Zwerchfell oder anderen Bauchfellarealen im gesamten
Bauchraum. Die Entfernung dieser mit Endometriose befallenen
Strukturen steht im Vordergrund, wobei die Kontinuität vom Darm
und die Funktionalität der Eierstöcke, der Harnblase und des Harn-
leiters nach Möglichkeit erhalten bleibt.

Am Ende der Laparoskopie wird häufig ein Drainageschlauch
eingelegt. Dieser dient dazu, Flüssigkeit oder sich ansammelndes
Blut an den Tagen nach der Operation nach außen abzuleiten. Nach
Ablassen des Kohlendioxidgases werden die Metallhülsen entfernt und die Hautwunden durch sich selbst auflösende Nähte ver-
schlossen. Eine lokale Gabe von Betäubungsmitteln hilft, nach der
Operation auftretende Schmerzen zu vermeiden.

Der Vorteil einer Laparoskopie

Der Eingriff verläuft gewebeschonend und blutfrei unter
sieben- bis zehnfacher Vergrößerung. Wichtige Strukturen
wie haardünne Nerven werden gesehen und geschont, kleinste
Veränderungen dadurch erkannt und behandelt. Das Setzen
minimaler Wunden verringert das postoperative Schmerzereignis
stark. Das kosmetische Ergebnis ist gut, und der Krankenhausaufenthalt deutlich verkürzt.

Eine Operation auf diese Weise dauert allerdings länger, als wenn
der Operateur die Bauchdecke eröffnet. Dies bildet aber für die
Patientin üblicherweise keine zusätzliche Belastung.

Mögliche Komplikationen

- Blutungen während und nach der Operation
- Bildung von Fisteln (offene Verbindungen) zwischen Blase und
  Scheide oder Darm und Scheide
- Empfindungsstörungen im Bereich des Unterbauchs
- Druckgefühl im Bauchraum durch das eingeblasene Gas

- Harnblaseninfektion durch die Katheterisierung
- Verletzungen der Haut und der umliegenden Organe
- allergische Reaktionen auf Betäubungsmittel und einige mehr

Abhängig von der Erkrankung und deren Ausbreitung können weitere Nachbehandlungsmaßnahmen wie eine antibiotische Therapie, hormonelle Therapie oder eine Behandlung in einem Kinderwunschzentrum notwendig sein.

Wenn wir gerade eine Studie durchführen, bitten wir unsere Patientinnen außerdem um ihr Einverständnis, das Gewebe, das wir ihnen entnehmen, zu Forschungszwecken verwenden zu dürfen. Diese Gewebsproben sind für uns äußerst wichtig, um unter anderem die Entstehung der Endometriose erforschen zu können. An Tieren können wir die Endometriose nur experimentell herstellen, und die Ergebnisse aus diesen Studien sind leider nicht eins zu eins auf den Mensch übertragbar.

Die Laparoskopie

Zusammen mit meinen Eltern und meiner besten Freundin Betty erledigte ich noch die letzten Besorgungen für den Krankenhausaufenthalt. Ich brauchte jetzt unbedingt Menschen um mich, die mir beistanden, denn ich war tierisch nervös. Spätestens als ich mich am Abend zu Hause auch körperlich auf den Eingriff vorbereitete, war ich gefühlt wieder fünf Jahre alt: Meine Mutter musste mir den Einlauf für die Darmentleerung verabreichen. Diese Erfahrung war im wahrsten Sinne des Wortes einfach nur scheiße!

Und dennoch waren es nicht die unzähligen Sprints ins Badezimmer, die mich in der Nacht vor dem Eingriff um den Schlaf brachten. Sondern mal wieder mein unruhiger Geist, der einfach nicht müde werden wollte. Meine Fantasie lunzte bereits eingeschüchtert in den Operationssaal, und die Vorstellung, wie ich auf einer Liege in den sterilen Raum geschoben würde, wühlte mich total auf.

Mit anderen Worten: Ich hatte die halbe Nacht kein Auge zugetan. Entsprechend dünn war mein Nervenkostüm am nächsten Morgen.

Meine Mutter und mein Stiefvater begleiteten mich ins Krankenhaus. Doch nicht mal deren Gesellschaft konnte mich beruhigen. Dort angekommen, trafen wir zu allem Übel auch noch auf die wohl miesgelaunteste Krankenschwester ihres gesamten Berufsstandes. Ich glaube, ich habe noch nie jemanden grimmiger gucken sehen!

Mit drei Worten wies sie mich in meine »Unterkunft« für die nächsten Tage ein, dann verschwand sie, um mir mein »OP-Outfit« zu besorgen. Meine Mutter und ich warfen uns allessagende Blicke zu. Wo bitte geht's zum nächsten Notausgang?

Meine Nervosität war auf dem besten Weg, meine Beherrschung durch die Decke zu katapultieren, als die Schwester mit diesem Leibchen zurückkam, das ich während der OP tragen sollte. Den Kittel überzuziehen, der im Rücken offenstand, in die Einwegunterhose zu schlüpfen – das alles machte erst so richtig greifbar, was mir unmittelbar bevorstand. In meinem Hals bildete sich ein Kloß und in meinem Herzen der Wunsch, meine Mutter im OP dabei zu haben.

»Ich will eine von diesen Scheißegal-Tabletten!«, verlangte ich, denn wenn ich mich nicht umgehend beruhigte, würde ich wahrscheinlich in den nächsten paar Minuten aus den Latschen kippen. Und dann könnten sie sich die Narkose und den ganzen Firlefanz sparen!

Schwester Miesepeter rückte das Pillchen raus, doch »egal« wurde mir ehrlich gesagt überhaupt nichts. Angespannt bis zum Äußersten saß ich in meinem Bett, während die Krankenschwester mich aus dem Zimmer schob. Bis zu den Aufzügen begleiteten mich meine Eltern noch, doch dann war Abschiednehmen angesagt. Bei mir brachen alle Dämme. Ich heulte los wie ein Baby, dem man ohne Vorwarnung den Schnuller aus dem Mund gezogen hatte, und klammerte mich an Oskar – den kleinen Plüschhund, den mir Oma vererbt hatte.

Mein einziger Trost: An der Türschwelle zum Vorbereitungsraum endete Schwester Miesepeters Zuständigkeitsbereich, und eine sehr liebe Kollegin übernahm ab hier. Sie legte mir den Zugang für die Narkose. Dabei schlich sich wieder die Vorstellung von heute Nacht in meinen Kopf: Der Anblick des Operationssaals und wie ich von der Liege aus die Decke anstarrte.

Von zehn angefangen sollte ich runterzählen. Schon bei acht schlief ich ein. *Sweet dreams, Anna!*

Im Aufwachraum

Als ich wieder zu mir kam, realisierte ich zuerst, wie viele Menschen um mich herum lagen. Teilweise noch schlafend, manche schon wach, sich neugierig umschauend, ähnlich wie ich wohl gerade. Noch im selben Moment spürte ich, dass sich in meinem Schritt irgendetwas seltsam anfühlte. Meine Finger tasteten schwerfällig zwischen die Beine und erfühlten einen dünnen Gummischlauch. Ein Katheter? Ich versuchte, nachzusehen, doch alles, was ich im ersten Moment erkannte, war Blut. Hatten die mich etwa auf demselben Laken liegen lassen, auf dem sie mich operiert hatten?

Panisch läutete ich nach einer Schwester. Während ich mich hilfesuchend umsah, stellte ich fest, dass es bereits Nachmittag war. Gestartet war der Eingriff um elf Uhr morgens. Das konnte nur bedeuten, dass Frau Dr. Mechsner Endometrioseherde gefunden und direkt entfernt hatte. Sonst hätte der Eingriff wohl kaum so lange gedauert. Ein seltsames Gefühl der Erleichterung löste die Panik in mir ab. Aufgeregt klingelte ich ein weiteres Mal nach einer Schwester. Ich wollte raus zu meiner Mutter, mit ihr sprechen, mit der Ärztin reden. Doch zwei Infusionen musste ich noch abwarten, bis ich endlich meinen Willen bekam und mich jemand hinausschob. Allerdings endete die Fahrt bereits auf dem Flur. Dort ließ man mich nämlich stehen. Ganz nach dem Motto: Soll sie draußen weiternerven!

Die Stunden der OP aus Sicht von Annas Mutter, Marion Maas-Koering

Um die Zeit während Annas Eingriff zu überbrücken, verließen wir das Krankenhaus, um ins nächstgelegene Einkaufszentrum zu fahren und dort eine Kleinigkeit zu essen. Doch mein Mutterherz ließ sich nur schwer ablenken, meine Augen klebten auf meiner Armbanduhr. Was, wenn sie Anna früher als gedacht zurück ins Zimmer brächten und keiner von uns dort wäre?

Meine innere Unruhe erlaubte es mir nicht, das Mittagessen zu beenden. Den Teller noch halb voll, verlangten wir nach der Rechnung. Wir wollten unbedingt noch einige Lebensmittel für Anna besorgen, bevor wir zurück ins Krankenhaus fuhren. Seit das Thema OP im Raum stand, grauste es Anna nämlich vor dem Krankenhausessen.

Anna ist Vegetarierin. Überhaupt hat sie schon immer sehr viel Wert auf eine gesunde Ernährung gelegt. Auch unabhängig von ihren Unverträglichkeiten und der Endometrioseerkrankung. Das hatten wir ihr wohl zu Hause so vorgelebt. Junkfood stand bei uns nie auf dem Speiseplan. Natürlich war Anna schon mal in einem Schnellrestaurant gewesen, aber dort würgte sie die Chicken Nuggets aber eher runter, um die Erfahrung der anderen Kinder zu teilen. Die Abneigung gegen Fleisch und Wurst, vor allem gegen deren Geruch, hatte sich bei Anna schon früh entwickelt. Ich erinnere mich noch gut daran, wie ich sie als Kleinkind immer mit zum Metzger nahm. Jedes Mal wenn ich den Buggy mit der zweijährigen Anna darin in den Laden schob, hielt sich das Kind sofort die Nase zu. Mir war das totpeinlich vor den Verkäuferinnen.

»Stinkt, Mama!«, sagte sie immer.

Im Lauf der Jahre hatte sie zwar aus Neugier immer mal wieder ein Stück Fleisch probiert, aber ihre grundlegende Meinung hatte sie nicht revidiert. Nur für die legendären Frikadellen meiner Mutter hatte sie zu deren Lebzeiten manchmal eine Ausnahme gemacht. Aber mittlerweile ist Fleisch für sie völlig passé.

Im Krankenhaus hätten wir zwar auch die vegetarische Variante auf dem Menüplan auswählen können, doch Anna konnte sich mit dem Gedanken an fahles Weißbrot und verkochtes Gemüse einfach nicht anfreunden. Darum deckten wir sie mit allerlei frischem Obst, laktosefreier Milch (wegen ihrer Intoleranz), Brötchen vom Bäcker und etwas Rohkost ein.

Bepackt wie die Esel kehrten wir zurück ins Krankenhaus, doch in Annas Zimmer war der Platz, am dem ihr Bett hätte stehen sollen, noch leer. Seit Beginn des Eingriffs waren zweieinhalb Stunden vergangen, weshalb wir uns sofort nach einer Schwester umsahen. Sie würde sich erkundigen, hieß es, und wir sollten so lange im Zimmer warten. Das taten wir dann also, wir warteten. Telefonierten in der Zwischenzeit mit meinem Vater und meiner Schwiegermutter, die alle wissen wollten, wie der Eingriff verlaufen war.

Mittlerweile hatten wir auch eine Standleitung zu Annas Freund eingerichtet, der sich schon Sorgen machte. Er ist Profifußballer und konnte zum Zeitpunkt der OP leider nicht bei uns sein, weil er Training hatte.

Unruhig tigerten wir den Flur auf und ab. Die Krankenschwestern, die zwischenzeitlich selbst schon untröstlich waren, dass sie keinerlei brauchbare Informationen für uns hatten, versorgten uns unterdessen liebevoll mit Kaffee.

Erst dreißig Minuten bevor Anna endlich ins Zimmer gebracht wurde, kam Schwester Miesepeter auf uns zu, und zum ersten Mal an diesem Tag freuten wir uns aufrichtig, sie zu sehen. Denn immerhin servierte sie uns ein paar magere Häppchen zum Verlauf der Operation. Sie erwähnte, dass es kleinere Komplikationen gegeben und Anna ziemlich viel Blut verloren hatte. Mit diesen Informationen im Kopf und – Gott bewahre! – den Bildern, die in meiner Fantasie entstanden, ging ich davon aus, meine Tochter tränenüberströmt wiederzusehen. Denn ehrlich: Anna kann eine ganze schöne Dramaqueen sein!

Als dann endlich die Tür zu ihrem Krankenzimmer aufging und Schwester Rosi aus der Spätschicht ihr Bett hereinschob, erwarteten wir darin ein Häufchen Elend. Doch weit gefehlt: *Stoney Maloney* rollte an. Anna saß aufrecht im Bett und machte ein Peace-Zeichen. Dabei grinste sie ziemlich irre, und die Tatsache, dass ihre Wangen blutverschmiert waren, machte den Anblick nur noch skurriler. Ich wusste gar nicht, wie ich ihren Zustand einordnen sollte. Das Kind war immer noch total neben der Spur von der Anästhesie und redete wie ein Wasserfall.

»Weißt du, was ich während der Narkose geträumt habe, Mama? Dass ich mir diese Handtasche von Louis Vuitton gekauft habe!«

Als sie damit herausplatzte, konnte ich das erste Mal seit Stunden wieder lachen. Wer Anna kennt, weiß um ihren Taschentick. Doch jetzt beschäftigte sie trotzdem erst einmal etwas ganz anderes. Völlig entgeistert schlug sie die Bettdecke zur Seite.

»Übrigens: Guck mal, Mama!«

Mein Blick fiel auf den Blasenkatheter, und mir war klar: Anna sieht rot, weil sie ohnehin empfindlich an der Blase ist. Um meine Tochter auf andere Gedanken zu bringen, säuberte ich ihr Gesicht von den angetrockneten Blutspritzern und überreichte ihr schließlich das kleine Präsent, das mein Mann und ich ihr zur Unterhaltung für die nächsten Tage mitgebracht hatten: Das damals aktuellste Buch von Wolfgang Joop, Dresscode. Überschwänglich drückte sie die Lektüre gegen ihre Brust, denn Anna liebt Wolfgang. Damals bei GNMT hatte er sich mit seiner fürsorglichen Art schnell zu ihrer Hauptbezugsperson entwickelt. Sie konnte mit allem zu ihm kommen. Die beiden haben bis heute beruflich wie persönlich einen sehr innigen Kontakt, weshalb Anna dieses kleine Geschenk von uns besonders viel bedeutete. Noch in derselben Sekunde musste ich ein Foto von ihr und Wolfgangs Buch im Krankenbett schießen, damit sie es ihm schicken konnte.

Meine Ablenkungsstrategie – Annas Fokus weg vom Katheter zu lenken – ging damit zumindest so lange genug auf, bis Frau Dr. Mechsner zur Nachbesprechung der OP ins Zimmer kam.

Die Diagnose

»Frau Wilken, wir haben Endometrioseherde gefunden. Im Douglasraum und an der Beckenwand waren mehrere glasig aktive Endometrioseherde vorhanden, die wir auch gleich entfernt haben. Ebenso haben wir Verwachsungen vom Darm gelöst. Und außerdem hat sich auch mein Verdacht hinsichtlich der Adenomyose erhärtet.«

Völlig zugedröhnt, wie durch einen nebligen Schleier, vernahm ich Frau Dr. Mechsners Worte und war weder am Boden zerstört noch sonderlich überrascht. Tatsächlich war ich erfreut. Maßlos erleichtert. Wusste ich es doch! Ich hatte die ganze Zeit das richtige Gefühl für meinen Körper gehabt! Hatte mir all die Probleme nicht eingebildet und jeder, der mir in den letzten Jahren unterstellt hatte, ich würde übertreiben oder wäre zu wehleidig, hatte mir Unrecht getan. Endlich hatte ich den Beweis!

Dass mir mit dieser Diagnose gleichzeitig ein Leben als chronische Schmerzpatientin prophezeit wurde, dieser Tatsache schenkte ich im ersten Moment nicht die geringste Aufmerksamkeit. Mir war nicht annähernd klar, was noch alles auf mich zukommen würde.

Finnja, 22 Jahre, Studentin:

Ich habe erst seit einem Jahr die Diagnose. Meine Periode ging aber seit jeher mit Übelkeit und Schmerzen einher. Alle sagten immer, ich sei zu empfindlich. Ich wusste selbst, dass ich sehr sensibel bin, darum glaubte ich Aussagen wie: ›Regelschmerzen sind normal!‹

Wann immer ich meinen Arzt konsultierte, ging ich, wie ich gekommen war – hilflos, ratlos und schmerzgeplagt. Er verlor nie ein Wort über Endometriose. Irgendwann riet er mir zur Pille, denn ›die würde helfen‹. Ich lehnte dankend ab, weil ich Bedenken wegen der vielen Nebenwirkungen hatte. Oft weinte ich schon tagelang vor meiner Periode aus Angst und fragte mich immer: ›Wieso bin ich so?‹ Je mehr Zeit verging, desto extremer wurden meine Symptome. Dennoch glaubte ich stets, es läge an mir und ich würde mich einfach zu sehr anstellen. Erst 2018, während einer Blinddarm-OP, wurden schließlich Endometrioseherde im Becken entdeckt – doch das erfuhr ich nur ganz am Rande einen Tag nach dem Eingriff. ›Es war eine Appendizitis‹, hieß es zunächst. ›Außerdem haben wir ein wenig Endometriose gefunden.‹

Ich verstand kein Wort, aber mich klärte auch niemand auf. Stattdessen googelte ich den Begriff und provozierte damit einen Nervenzusammenbruch. Denn was ich herausfand war: Ich würde mein Leben lang Schmerzen leiden und niemals Kinder kriegen können. Ich war total überfordert und ganz allein im Krankenhaus. Niemand war bei mir. Eine fürsorgliche Schwester erklärte mir schließlich, was es mit der Krankheit auf sich hat und dass Unfruchtbarkeit nicht zwangsläufig mein Schicksal sein müsste. Trotz der schockierenden Diagnose stellte sich irgendwann so etwas wie Erleichterung ein. Mir wurde auf einmal klar: Ich bin nicht das Problem – und war es auch nie!

Krankenhauskoller

Wenn es nach mir gegangen wäre, hätte ich noch am Tag der OP gehen können. Ich hatte ja, was ich wollte: Endlich etwas in der Hand, das allen, die an mir gezweifelt hatten, sagte: Da habt ihr's!

Doch die Rechnung hatte ich ohne die Schwester aus der Spätschicht gemacht – heimgehen war so schnell nicht drin! Erst mal müsste mein Kreislauf stabil werden.

Glücklicherweise hatte ich eine ganz tolle Zimmergenossin, die sich rührend um mich kümmerte, mir ständig frischen Tee brachte und mir unterhaltsame Gesellschaft war. Sie war schon um einiges mobiler als ich und musste nur noch eine Nacht hierbleiben. Die Glückliche!

Was muss man tun, um hier rauszukommen? Den blöden Katheter loswerden, dürfte ein Schritt in die richtige Richtung sein! Ich klingelte nach der Schwester.

»Fühlen Sie sich denn schon fit genug, um allein auf Toilette zu gehen, Frau Wilken?«

Ich – mich fit fühlen? Äh, nein! Aber: »Na klar, Schwester, mein Kreislauf ist stabil, ich bekomme das hin!«

Sie versicherte sich noch mehrmals, bevor sie mir den Katheter zog. Halleluja! Endlich war das ekelhafte Ding raus!

Einige Zeit später verspürte ich – zusätzlich zu den Schmerzen, die mir mein Bauch allein schon beim Atmen bereitete – auch ein schmerzhaftes Stechen in der Blase. Vorsichtig versuchte ich, mich im Bett aufzusetzen. Doch das klappte ganz und gar nicht so, wie ich mir das vorgestellt hatte. Mein gesamter Unterleib tat weh! Sofort sprang meine Bettnachbarin auf, um mir zu Hilfe zu eilen. Doch ich wollte es allein schaffen!

Also gab ich mir einen weiteren Versuch. Zuerst stemmte ich mich auf die Ellbogen, dann auf die Handgelenke. Nach und nach rappelte ich mich immer weiter auf. Die Schmerzen waren echt heftig, und es dauerte ziemlich lange, bis ich mit meinen Füßen den Boden berührte. Schritt um Schritt, mit dem Tempo und der Körperhaltung einer Ur-oma, erreichte ich einige qualvolle Meter später das Bad.

Ähnlich zäh gestaltete sich der Prozess, mich auf die Klobrille sinken zu lassen. Ach du Schande, brannte das beim Wasserlassen! Der Katheter hatte meiner Harnröhre ganz schön zugesetzt. Mir wurde schwarz vor Augen. Kaltschweiß. Ich rief nach meiner Zimmer-kollegin. Sie kam sofort gerannt – keine Sekunde zu spät. Es hätte nicht viel gefehlt, und mir wäre der Kreislauf gänzlich abgesackt. Sie stützte mich, hievte mich mit aller Kraft von der Toilette, zog mir die Unterhose hoch und half mir zurück ins Bett.

Puh! Das war ja gerade noch mal gut gegangen!

Als Schwester Rosi zu später Stunde noch mal nach mir sah und sich erkundigte, ob ich mittlerweile auf Toilette gewesen wäre, erzählte ich ihr selbstbewusst, dass bei mir alles im Lot wäre und sie mich ruhig schon morgen nach Hause schicken könnten. Prüfend flog daraufhin ihr Blick zu meiner Bettnachbarin. Die hob grinsend den Daumen. »Alles supi!«

Nach Hause durfte ich trotz erfolgreicher Verschleierung der Tat-sachen natürlich noch nicht. Und das war sicherlich auch besser so. Denn am nächsten Morgen fühlte ich mich erst mal um einiges schlechter als am Vortag. Die richtig harten Schmerzmittel hatten schon in der Nacht ihre Wirkung abgebaut, weshalb ich nur etappen-weise schlafen konnte. Die Zugänge an den Handgelenken taten weh, und die umliegenden Hautpartien waren bereits bläulich verfärbt. Innerhalb der Röhrchen stieg Blut nach oben.

Mein Bauch fühlte sich an wie ein Luftballon, der gleich platzen würde. Die Gase, die während der Operation in mich hineingepumpt worden waren, wollten einfach nicht entweichen, und das schmerzte extrem. Deshalb gab mir der Assistenzarzt während der Visite Tipps, wie ich die Luft aus dem Bauch bekäme. Liegen in der Embryostellung sollte helfen, also auf der Seite mit angewinkelten Beinen. Ich sage euch, schneller kann eine Hemmschwelle zwischen zwei Menschen nicht sinken, als wenn man gemeinsam das Pupsen übt!

Und weil ich das Krankenhaus erst verlassen durfte, nachdem ich Stuhlgang gehabt hatte, ließ ich auch noch die Anleitung über mich ergehen, wie man am besten das große Geschäft provoziert:

Man setze sich auf den Abort, strecke die Beine aus und lehne sich maximal zurück. So weit, bis der kalte Klodeckel im Rücken zu spüren ist und der Po tief in der Schüssel hängt. Dann hat man die optimale Sitzposition erreicht. Das Endergebnis muss praktisch ein bisschen so aussehen, als würde man auf dem stillen Örtchen Rennfahrer spielen. Dann ist Drücken angesagt! Aber Achtung: Es geht hier nicht darum, sich das Hirn herauszupressen, sondern mit Gefühl die Darmbewegung anzustoßen.

Nachdem ich den Nürburgring also einmal umrundet hatte, gelang es mir am nächsten Morgen, die diensthabende Ärztin davon zu überzeugen, mich zu entlassen.

Die Zeit nach der Bauchspiegelung

Ich fühlte mich, als hätte mich ein Laster überfahren. Zum Glück ging es jetzt erst einmal nach Hause in die Heimat. Drei Wochen all inclusive im Hotel Mama würden's schon richten!

Mein Körper brauchte dringend Ruhe. Die Schmerzen waren teuflisch, und die Schmerzmittel bekamen mir überhaupt nicht. Tagsüber war mir oft schwindelig, und nachts hatte ich Fieberträume und Halluzinationen. Die Tabletten, die ich einnahm, waren immer noch dieselben, die ich im Krankenhaus bekommen hatte, Novalgin®. Mit dem Wissen, das ich heute habe, wäre mir sofort klar gewesen, weshalb ich die Tabletten nicht vertrug – beziehungsweise hätte ich sie gar nicht erst verschrieben bekommen. Aber zum damaligen Zeitpunkt wusste ich noch nicht, dass ich an einer Histaminintoleranz leide.

Ganz vereinfacht gesagt: Der Wirkstoff Metamizol-Natrium, der in Novalgin® enthalten ist, kann bei Menschen mit einer Histaminintoleranz dazu führen, dass der Abbau von Histamin im Körper beeinflusst wird. Der biochemische Prozess ist natürlich weitaus komplexer, doch zu dem Thema kommen wir noch ausführlicher, wenn wir uns die Histaminintoleranz später im Hinblick auf Endometriose genauer ansehen.

Mir blieb also nichts anderes übrig, als einfach nur auf mein Körpergefühl zu hören und zu meinem Standardschmerzmittel Ibuprofen® zu wechseln. Damit ging es mir dann deutlich besser. Zumindest der Schwindel und die Halluzinationen waren ausgemerzt, und ich fand endlich Schlaf. Vielleicht schlief ich sogar ein wenig zu viel, denn es war beinahe so, als hätte ich mich eher träge als fit gedöst. Mein Bewegungsprogramm beschränkte sich im Grunde darauf, den Knopf an der Fernbedienung zu drücken oder meine Augenlider zum erneuten Einschlafen zu schließen.

Wären mir die Thrombosespritzen nicht ausgegangen, hätten mich auch keine zehn Pferde zur ansässigen Hausärztin bewegen können, wo ich erst mal einen ordentlichen Einlauf bekam. Nein, dieses Mal nicht rektal, sondern verbal. Denn seit meiner Entlassung aus dem Krankenhaus vor einer Woche, hatte ich die Pflaster über meinen Wunden nicht mehr gewechselt und kein Lüftchen zum Trocknen drangelassen, stattdessen das Feuchtbiotop darunter stetig genährt. Jeden Tag beim Duschen wurden die Pflaster nass, und danach trockneten sie an mir fest. Yummy!

Ohne lange mit mir zu hadern, rückte mir die Hausärztin mit dem Desinfektionsspray zu Leibe. Allein vom Geruch des Sprays wurde mir übel. Zugegeben, ich hatte schon immer ein sehr empfindliches Näschen, aber auch der Anblick des nässenden, roten Gewebes brannte sich tief in mein Gedächtnis ein. Noch heute rollt es mir glatt die Zehennägel auf, wenn ich beim Duschen meinen Bauchnabel ausspüle.

Keine echte Erleichterung

Insgesamt zwei Wochen nach der Operation ging es mir langsam besser. Die Einschnittstellen bildeten allmählich Grind, und ich fühlte mich nicht mehr so träge. Nur innerlich verspürte ich nach wie vor massive Schmerzen. Allerdings ging ich davon aus, dass diese wohl normal wären, so kurz nach der Operation. Natürlich sprach ich das Thema trotzdem beim Nachsorgetermin an, als ich wieder zurück in Berlin war.

Frau Dr. Mechsner konnte mich zwar mit der Aussage beruhigen, meine starken Schmerzen könnten noch im Zusammenhang mit der OP stehen, dennoch waren die Beschwerden im Alltag hinderlich.

Das wurde vor allem dann deutlich, als ich langsam wieder anfing zu arbeiten, für Wolfgang Fittings machte und Modeljobs annahm. Ohne Schmerztabletten kam ich nicht über die Runden, und überhaupt fühlte ich mich ziemlich kraftlos.

Ich habe es ja schon erwähnt: Wenn ich Schmerzen habe, kann ich kaum etwas essen, und dadurch fehlte mir natürlich die Energie. Nicht mal auf Honig hatte ich Appetit in dieser Zeit, und jeder, der mich ein bisschen kennt, weiß, wie sehr ich das süße Gold liebe. Im Müsli, im Tee, auf dem Brot – mein wöchentlicher Verschleiß kann normalerweise locker Winnie Puuh Konkurrenz machen! Doch in dieser Phase schlug mir alles auf den Magen.

Besonders heftig war es an einem Abend, etwa sechs Wochen nach der OP. Ich war in meiner Berliner Wohnung und hatte gemeinsam mit zwei Freundinnen gekocht. Der Abend war wirklich schön, wir hatten lecker gegessen – wenn auch leider viel zu histaminhaltig, weil ich immer noch keine Ahnung von meiner Intoleranz hatte. Ungefähr eine Stunde nach dem Essen ging es los: Plötzlich fühlte ich mich unwohl. Ich begleitete die Mädels gerade zur Bahnstation, als ich spürte, dass mein Magen und mein Darm völlig verrücktspielten. Weil ich »es« kaum noch halten konnte, stürzte ich ins nächstgelegene Café, um dort die Toilette aufzusuchen. Von dort aus war es der reinste Spießroutenlauf, bis ich wieder zu Hause war. Die Abstände zwischen den Durchfällen wurden immer geringer, und irgendwann kam nur noch das reine Wasser aus mir heraus, so fühlte es sich zumindest an.

Mutterseelenallein in meiner Wohnung bekam ich irgendwann richtig Panik, wusste nicht mehr, was ich machen sollte, weil ich extrem schwach auf den Beinen war. Also schrieb ich Frau Dr. Mechsner eine E-Mail, obwohl mir ja klar war, dass ich um diese Uhrzeit bestimmt keine Antwort bekäme.

Die wässrigen Durchfälle hielten die ganze Nacht an, und wenn ich mal für einige Minuten vor lauter Erschöpfung in eine Art Halbschlaf fiel, plagten mich wilde Halluzinationen. Ich sah meine Oma tot vor mir, so, wie in der Nacht als sie starb und ich bei ihr gewesen war.

In aller Herrgottsfrühe mühte ich mich dann in die Charité. Als ich dort ankam, lief ich zuerst dem Assistenzarzt in die Arme, der mich nach der Laparoskopie größtenteils betreut hatte. Umso schockierter war ich, dass er mich überhaupt nicht ernst nahm. Er untersuchte mich nicht mal gründlich. Tastete lediglich meinen Bauch ab und stellte fest, dass ich derzeit zu wenig wog und meine Bauchschmerzen sicher daher kämen, dass ich nicht genug essen würde. Für meinen Reizdarm interessierte er sich überhaupt nicht. Stattdessen ging er sogar noch so weit, zu behaupten, dass die Schmerzen nicht mehr von der Endometriose kommen könnten, weil das entzündete Gewebe schließlich bei der OP entfernt worden wäre. Zumindest was das betrifft, muss ich sagen: *Achtung, gefährliches Halbwissen, Herr von und zu Assistenzarzt!*

Ich war völlig vor den Kopf gestoßen, als er mich nach drei mageren Sätzen tatsächlich aufforderte, mir den medizinischen Bericht an der Anmeldung abzuholen und nach Hause zu fahren. Und obwohl ich sonst ja nicht gerade auf den Mund gefallen bin, konnte ich in dem Moment gar nichts sagen, funktionierte einfach nur wie ein Roboter. Mein Befehl lautete: Hol die Papiere und geh! Also schleppte ich mich wie ferngesteuert zur Anmeldung. Durch die geöffnete Tür des angrenzenden Schwesternzimmers konnte ich noch hören, wie er vor versammelter Mannschaft meine Krankengeschichte ausposaunte, als hätte er von ärztlicher Schweigepflicht noch nie etwas gehört.

Tränen stiegen mir in die Augen, vor Wut, Verzweiflung, aber auch aus Resignation. Schluchzend bahnte ich mir meinen Weg aus dem Krankenhaus und rief meinen Stiefvater an, um bei ihm Trost zu finden.

Das war vorerst das letzte Mal, dass mich die Charité von innen gesehen hatte. Ich fühlte mich völlig im Stich gelassen und total unfair behandelt.

Daran konnte auch Frau Dr. Mechsners Nachfrage nach meinem Befinden in ihrer E-Mail-Antwort nichts mehr rütteln. Ich hatte mich regelrecht auf diesen Mann eingeschossen und meinen Ärger auf den ganzen Laden projiziert. Dabei wusste Frau Dr. Mechsner ja nicht einmal was von dem Vorfall.

Da stand ich also wie der Ochs vorm Berg. Mir ging es superschlecht, aber ich hatte keine Gynäkologin mehr, weil ich keinen Fuß mehr in die Charité setzen wollte. Also pumpte ich mich erst mal eine Weile mit Schmerzmitteln voll. Schließlich musste ich ja arbeiten – viele Shootings standen an.

Melina S., 19 Jahre:
Da mir vor Schmerzen oft übel wird, esse ich manchmal gar nichts. Denn je weniger ich esse, desto weniger kann ich erbrechen.

Weil die Schmerzen stetig zunahmen, googelte ich mich einige Monate später natürlich wieder durch halb Berlin auf der Suche nach einem »Ersatz-Frauenarzt« und fand einen Gynäkologen, der unter anderem auch Frau Dr. Mechsner ausgebildet hatte. Das war für mich Argument genug, ihm eine Chance zu geben.

Da ich die Pille ja längst wieder im Dauerzyklus einnahm, empfahl er mir erst einmal keine drastischen Alternativen. Stattdessen schlug er mir ein pflanzliches Präparat zum Test vor: Grünteeextrakt.

Info

Grüner Tee

Dem Hauptwirkstoff des grünen Tees, Epigallocatechin-3-Gallat (EGCG), wird unter anderem eine antioxidative, entzündungs- und metastasierungshemmende Wirkung zugeschrieben. Dass der Wirkstoff die Entwicklung einer experimentellen Endometriose zurückdrängen konnte, wurde an Tieren bereits festgestellt. Am Menschen liegen allerdings noch keine klinischen Studien vor. Aber im Bereich der Wirkung von EGCG auf andere gynäkologische Wucherungen wie beispielsweise der Bildung von Myomen ist die Forschung schon weiter, und ein Rückgang gutartiger Tumoren konnte bereits nachgewiesen werden.

Ich nahm das Präparat in Form von Kapseln ein. Keine Ahnung, ob ich mal wieder zu ungeduldig war und die »Kur« einfach nicht lange genug durchzog, aber da ich bei mir keine Linderung der Beschwerden feststellte, setzte ich die Kapseln bald wieder ab.

Den Tipp möchte ich dennoch mit euch teilen, denn wie wir das von der Endometriose ja bereits kennen: Unsere Körper sind einzigartig, und die Krankheit ist individuell in ihrer Ausprägung und ihren Symptomen. Was mir nicht geholfen hat, kann vielleicht Wunder bei einer anderen Frau wirken. Probieren geht über Studieren.

Von nun an ließ ich mich alle zwei bis drei Monate von diesem Gynäkologen checken. Vor allem weil ich auffällig starke Zwischen-blutungen hatte, die eigentlich gar nicht hätten auftreten dürfen, da ich, um die Regel zu unterdrücken, die Pille ja durchgehend einnahm. Dass ich dennoch ständig »menstruierte«, führte vermutlich auch dazu, dass sich meine Beschwerden zunehmend verschlimmerten. Durch den übermäßigen Blutfluss könnten neue Endometrioseherde entstanden sein beziehungsweise fortlaufend entstehen.

Ein Teufelskreis!

Und mein hektischer Job machte es nicht gerade leichter. Ich ging auf dem Zahnfleisch. Doch ich durfte mir nichts anmerken lassen. Verständnis für meinen gesundheitlichen Zustand hatten nämlich die Wenigsten.

Info

Retrograde Menstruation

Eine mögliche Entstehungstheorie der Endometriose ist die retrograde Menstruation. Das heißt: Die Frauen menstruieren nicht nur nach außen, sondern auch über die Eileiter in die Bauchhöhle. Bei 15 Prozent der Betroffenen wird diese Blutung nicht resorbiert, sondern die Zellen der Gebärmutterschleimhaut wachsen an. Möglicherweise, weil dabei auch Stammzellen der Gebärmutterschleimhaut mit ausgeschwemmt werden.

Unverständnis im sozialen Umfeld

Nach zwei Jahren Berlin war der Glamour der Großstadt endgültig verflogen, und die Anonymität nervte mich nur noch. Als für meinen Freund ein Vereinswechsel anstand, entschied ich mich dazu, mit ihm nach Nordrhein-Westfalen zu ziehen. Eine Fernbeziehung kam für uns nicht infrage. Allein die Vorstellung, mehrere Hundert Kilometer von ihm getrennt zu sein, schraubte meinen Stresspegel hoch! Ähnlich wie der Umzug selbst: andere Stadt, neue Bekanntschaften.

Es ist wirklich nicht leicht für mich, Kontakte zu knüpfen oder Freundschaften aufzubauen. Ich muss ständig Verabredungen absagen, da ich mich nicht gut fühle. Die meisten Menschen zeigen am Anfang noch Verständnis für meine Krankheit, aber irgendwann werden sie müde, nach einem Treffen zu fragen. Wahrscheinlich denken sie sich: Die sagt ja eh wieder ab! Oder sie glauben, ich hätte keine Lust, und zu behaupten, ich hätte Bauchschmerzen, wäre nur eine billige Ausrede. Ein bisschen kann ich das sogar verstehen. Mittags treffen sie mich noch beim Einkaufen und abends cancle ich das Dinner. Klar, wundern sich die Leute dann: »Vor drei Stunden war sie noch topfit, und jetzt plötzlich soll sie krank sein?!«

Aber Durchfälle und Krämpfe kommen von jetzt auf gleich. Das kann ich nicht immer kommunizieren und will es mitunter auch nicht. Ich bin zwar sehr offen mit all den Themen, die den Magen-Darm-Trakt betreffen, aber ich verstehe, wenn es anderen Frauen und Mädchen unangenehm ist, in der Öffentlichkeit über diese Problematiken zu reden.

»Sorry, ich kann nicht, ich habe heute mal wieder einen Reizdarm.« Oder: »Du, ich war seit einer Woche nicht auf dem Klo, mich zerreißt es fast innerlich!«. Das ist für viele *too much information!* Da versucht man doch lieber ganz ladylike, ohne Durchfallgeschichten auszukommen und die Unterleibsschmerzen zu erklären. Für viele gilt offenbar das Prinzip: Was man nicht sieht, ist auch nicht da.

Bei einem gebrochenen Arm ist immerhin ein monströser Gips sichtbar, das muss ja ordentlich weh tun! Da ich nun mal keinen Verband um meinen Unterleib trage, sage ich immer: Stellt euch einen kleinen Teufel vor, der in eurem Bauch sitzt und euch die Gedärme von innen aufschlitzt, der wie von Sinnen mit scharfen Messern auf eure Organe einsticht – ein brennender, schneidender, stechender Schmerz.

Klingt bestialisch – fühlt sich auch genauso an. Zumindest, wenn man mal wieder einen Tag von der allerschlimmsten Sorte hat. Wenn man gerade so einen Höllenritt durchmacht, rettet einen manchmal nur noch der Gedanke, dass morgen alles wieder anders aussehen kann.

»Die Schmerzen müssen doch nach deiner OP weg sein!«

Es ist nicht leicht, mit einer Krankheit zu leben, die ihre Launen hat. Auch nicht für die Menschen, die uns nahestehen. Wenn ich da an meine Familie denke – es war schon manchmal echt ein Kampf, ihnen zu erklären, was mit mir los ist. Ich konnte ja noch nachvollziehen, dass es meinem leiblichen Vater immer total schwergefallen ist, zu begreifen, mit was für Schmerzen ich mich rumplagte. Denn er wohnte schon früh nicht mehr mit mir unter einem Dach und erlebte mich selten, wenn es mir richtig schlecht ging. Aus Erfahrung kann ich sagen, dass es Leuten leichter fällt, die Krankheit ernst zu nehmen, wenn sie näher am Alltag einer betroffenen Person dran sind. Aber auch das räumt nicht immer vollständig jeglichen Zweifel aus: Selbst meine Mutter, die ja täglich mit mir zusammen war, mich unzählige Male gekrümmt vor Schmerzen im Bett vorfand, dachte oft, ich wäre vielleicht einfach zu empfindlich.

Als ich die Krankheit dann schwarz auf weiß hatte, gab es zwar auf vielen Seiten einen Aha-Effekt, aber die Erwartungshaltung ging trotzdem noch in die falsche Richtung:

»Die Schmerzen müssen doch nach deiner OP weg sein!« Wie oft ich das hörte! Zum Ausrasten! Ich redete mir den Mund bei dem Versuch fusselig, meine Familie aufzuklären. Dazu zwang ich ihnen sämtliche Lektüren auf – von der dreiseitigen Broschüre aus der Klinik bis hin zu ganzen Büchern. Ich druckte sogar Erfahrungsberichte aus dem Internet aus, um ihnen zu zeigen, was andere wegen dieser Krankheit durchmachen. Dass es Frauen gibt, die wegen Endometriose Teile des

Darms entfernt bekommen und denen unter Umständen ein künstlicher Darmausgang angelegt wird.

Ist das nicht schrecklich? Erst die härtesten Schicksale auspacken zu müssen, dass die Umwelt versteht, was so ein »bisschen Bauchweh« für manche Frauen bedeutet?

Aus genau diesem Grund teile ich meine Erfahrungen im Internet oder in Fernsehbeiträgen. Eben nicht nur, um Betroffene zu informieren, sondern auch, um die Menschen aufzuklären, mit denen wir unser Leben teilen.

Interessanterweise hatte ich es bei meinen Freunden deutlich leichter als bei meiner Familie. Mein engster Freundeskreis hat eigentlich immer zu mir gehalten, und wenn es nur auf die Weise war, dass sie mir eingestanden: »Wir wissen nicht, wie es sich genau für dich anfühlt, Anna, aber wir sind für dich da.« Keiner von ihnen hat je Stress gemacht, wenn ich ein Treffen platzen ließ oder mal für mehrere Wochen komplett abtauchte.

Wenn ich richtig fertig bin, beantworte ich nicht mal Nachrichten. Ich schotte mich dann völlig ab. In diesen Momenten bekommen eigentlich nur noch die Menschen mit, dass ich überhaupt noch existiere, die mit mir zusammenleben. Wie mein Freund beispielsweise: Sargis weiß ganz genau, wie man mit mir in solchen Extremsituationen umgehen muss. Manchmal möchte ich einfach nur in Ruhe gelassen werden, und dann wieder hilft es mir, wenn er mich verhätschelt – er findet da immer die richtige Balance. Wie er das macht, täglich meine Launen zu ertragen, ist mir ehrlich gesagt ein Rätsel. Ich bin ihm unglaublich dankbar für seine Geduld.

Jojo, 24 Jahre:
Die Endometriose hat mich schon viele Freundschaften gekostet. Mein Hauptschmerz sitzt im Unterbauch und lähmt mein linkes Bein. Ich kann oft kaum laufen. Die meisten aus meiner Clique

verstehen nicht, wie es ist, täglich zu leiden. Jedes Wochenende fragen sie: ›Kommst du mit feiern?‹ Meine Antwort ist fast immer dieselbe: ›Ich kann nicht. Ich habe Schmerzen. Wir könnten etwas Ruhigeres machen. Wie wäre es mit Kino oder kochen?‹ Aber da hat natürlich keiner Lust drauf! Schließlich sind alle jung und partywütig. Wenn mich einer von ihnen dann ›dabei erwischt‹, wie ich mit meinem Freund ins Restaurant gehe, weil das weniger anstrengend ist als ein Diskobesuch, sind sie beleidigt: ›Mit ihm kannst du etwas unternehmen, aber mit uns nicht!‹

Erbarmungslose Arbeitswelt

So viel Nachsicht wie im Freundeskreis erfahre ich allerdings auch nicht in allen Lebensbereichen. Im Arbeitsumfeld ist es mit am schwierigsten. Besonders problematisch war das lange Zeit mit meiner früheren Modelagentur, die sehr wenig Toleranz für meinen gesundheitlichen Zustand aufbrachte. Ich musste beim Kunden funktionieren, alles andere war keine Option. Und wenn ich tatsächlich mal ein Shooting abbrechen musste, weil ich mich trotz starker Analgetika kaum noch auf den Beinen halten konnte, dann kam das gar nicht gut an. Es blieb immer der bittere Nachgeschmack, dass mich der jeweilige Kunde zukünftig vielleicht nicht mehr buchen würde. Darum ging ich ständig über meine körperlichen Grenzen hinaus, manchmal bis zur totalen Erschöpfung. Aushalten, Zähne zusammenbeißen, Schmerzmittel einwerfen und sich irgendwie durch den Arbeitsalltag quälen, war manchmal die einzige Möglichkeit.

Was einige Endoschwestern auf sich nehmen, um ihre Existenz zu sichern, grenzt schon an Folter. Bis zur Ohnmacht, bis zum Burnout reizen sie täglich ihre Belastbarkeit aus, um ihren Job nicht zu verlieren. Unvorstellbar, dass das der Alltag von Tausenden Frauen in Deutschland ist – geprägt von Schmerz und der Angst, alles zu verlieren, wenn man die Gesundheit über den Arbeitsplatz stellt. Und eine neue Anstellung bekommt man mit so einer Krankengeschichte nämlich auch nicht gerade hinterhergeschmissen. Da heißt es nach der Probezeit schnell mal: »Alles Gute für Ihre weitere Zukunft!«

Maria B., 22 Jahre, arbeitet als Gesundheits- und Krankenpflegerin:
Alle vier Wochen krümme ich mich vor Schmerzen fünf bis neun Tage lang. Ich kann aufgrund von Allergien nur Ibuprofen® nehmen, Krampflöser wie Buscopan® fallen für mich flach. Ich habe lange den Fehler gemacht, mich mit dem Schmerzmittel vollzupumpen, um in der Ausbildung nicht meine Fehlzeiten zu überschreiten – dementsprechend waren auch meine Nierenwerte. Irgendwann musste ich sogar die Station wechseln. Zu oft wären mir die lieben Omas und Opas beinahe gestolpert, weil ich sie nicht genügend stützen konnte. Stechende Schmerzen waren an der Tagesordnung, wenn ich Pflegefälle mit 120 Kilogramm mobilisieren, waschen und lagern musste. Ich selbst bin gerade mal 1,65 Meter groß. Letztendlich wechselte ich auf die Säuglingsstation. Trotzdem begleitet mich auch hier die Angst, dass mir mal ein Baby runterfallen könnte. Den ganzen Tag ›in Weiß‹ gekleidet zu sein, wenn man sturzartige Blutungen hat und es gerade mal so zur Toilette schafft, ist auch nicht wirklich toll. ›Beeil dich, du wirst nicht für die Klopause bezahlt!‹ Solche Sprüche muss ich mir schon mal anhören. Oder: ›Bekomm deine Probleme in den Griff, sonst bist du für die Klinik nicht mehr lange tragbar!‹

Janine K., 23 Jahre:
In Bezug auf die Arbeit ist Endometriose ein leidiges Thema. Ich gehe sehr offen mit meiner Erkrankung um und erkläre jedem, der fragt, was ich habe. Das finde ich wichtig, denn nur eine von zirka

fünfzig Frauen bei uns im Büro hatte zuvor etwas davon gehört. Zwar sind alle sehr interessiert, aber kaum eine versteht, dass es sich um eine chronische Krankheit handelt und was es bedeutet, täglich Schmerzen zu haben. Ich mache ihnen deswegen keinen Vorwurf. Grundsätzlich reagieren die Meisten verständnisvoll: ›Die Gesundheit geht vor!‹ Was sollen sie auch sagen, wenn die junge Kollegin ständig krank ist und aufgrund von OPs mehrere Wochen fehlt? Gott sei Dank habe ich eine tolle Vorgesetzte, die es mir sogar schon möglich gemacht hat, einen Monat in Teilzeit zu kommen, als es mir nach meiner letzten Bauchspieglung total schlecht ging. Aber ich mache mir natürlich trotzdem Sorgen um meine Zukunft in der Firma.

Es gibt natürlich auch Fälle, da zwingt der Job selbst die Patientin in die Knie. Frauen in Pflegeberufen beispielsweise, die täglich körperliche Schwerstarbeit leisten müssen, rutschen häufig in die Berufsunfähigkeit ab. Aber ich will hier keine Berufsgruppe besonders hervorheben. Ob Frisörin, Erzieherin, Richterin oder Büroangestellte – einen Arbeitsalltag unter chronischen Schmerzen zu bewältigen, kann in jedem Berufsfeld irgendwann unmöglich werden.

Anita aus Nordrhein-Westfahlen, 43 Jahre, Mutter eines zwölfjährigen Sohnes, erzählt uns ihre Geschichte

Neunzehn Jahre arbeite ich schon im Kindergarten. Die längste Zeit davon habe ich kaum ›Probleme gemacht‹. Obwohl ich seit meinem elften Lebensjahr an Endometriose leide. Meine Regelblutung war schon damals extrem stark. Beim Spielen legte ich mich auf den Teppich, rollte mich zusammen und wartete, bis die intervallartigen Unterleibskrämpfe vorübergingen. Mit dreizehn verschrieb mir der Frauenarzt die Pille. Dadurch wurde der Horror für mich planbar. In der schlimmen Woche, während der Pillenpause, reduzierte ich meine Verpflichtungen aufs Wesentliche. Zusätzlich nahm ich Schmerzmittel. Auf diese Weise schaffte ich es nach Beendigung der Schule durch die Ausbildung und im Anschluss daran, zehn Jahre in Vollzeit zu arbeiten.

Unter starken Beschwerden einen guten Job zu machen, strengte mich körperlich und psychisch an. Ich war oft unglücklich. Dass Depressionen auch zum Krankheitsbild gehören, wusste ich damals noch nicht. Denn von Endometriose war viele Jahre nicht mal die Rede. Erst als ich mit dreißig schwanger wurde, hörte ich von der Krankheit. Aber auch nur, weil meine Freundin deshalb keine Kinder bekommen konnte. Also schloss ich den Verdacht für mich schnell wieder aus.

Knappe sechs Wochen nach der Geburt meines Sohnes bekam ich wieder starke, unregelmäßige Blutungen und enorme Schmerzen. Nach eineinhalb Jahren Dauergejammer saß ich heulend bei meinem Gynäkologen, aber er meinte nur, es gäbe einige Frauen, die nach der Schwangerschaft nicht so schnell ins Gleichgewicht fänden. Er schlug mir vor, die Pille wieder zu nehmen. Doch das war für mich keine Option. Ich wollte nicht den Rest meines Lebens Hormone schlucken!

Ich holte ein zweite Meinung ein. Die neue Gynäkologin zog recht schnell Endometriose in Erwägung und schickte mich zur Bauchspiegelung. Mit 32 Jahren erhielt ich dann die Diagnose. Kurz darauf stieg ich wieder in den Berufsalltag ein, das war 2008.

Eine 25-Stunden-Woche in der Kita, daheim ein Kleinkind und der Haushalt – das wurde mir schnell zu viel. Ich sprach die Problematik bei meiner Vorgesetzten an und reduzierte meine Arbeitszeit. Vier Stunden am Tag mussten ja wohl zu schaffen sein! Mit Unterleibskrämpfen über den Boden krabbeln und Kinder herumtragen machte allerdings selbst dieses mickrige Zeitfenster zu einer echten Herausforderung. Ich nahm jeden Tag Ibuprofen® ein, Hauptsache, nicht fehlen! Im Hinterkopf hatte ich nämlich immer den Dienstplan und den Überblick darüber, wie viele Kollegen schon krankgeschrieben waren.

In sieben Jahren bei diesem Arbeitgeber fehlte ich tatsächlich nur, wenn ich im Krankenhaus war. Ich hatte die Gebärmutter und den Gebärmutterhals in zwei Operationen entfernt bekommen. Kleinere Eingriffe wie die Verödung des Uterus und die Sterilisation ließ ich davor sogar noch in einer gynäkologischen Tagesklinik vornehmen. Eine Kollegin besaß dennoch die Frechheit, mich zu fragen: ›Wieso hast du eigentlich nicht alle Eingriffe gleichzeitig machen lassen, dann wärst du weniger ausgefallen? Na ja, es ist auch mal ganz schön, eine Weile frei zu haben.‹ Ich war sprachlos.

2016 spitzte sich die Situation dann richtig zu. Ich hatte gerade meinen Arbeitgeber gewechselt. Plötzlich bekam ich wieder extreme Blutungen. Da ich nur noch Eierstöcke hatte, war das kein gutes Zeichen! Meine Frauenärztin riet mir zu einer weiteren Bauchspiegelung. Doch das kam für mich nicht infrage! Schließlich war ich noch in der Probezeit. Also trabte ich weiterhin schön brav in den

Kindergarten. Den ganzen Tag hielt ich mir den Bauch fest, um eine Art Gegendruck zu erzeugen. Irgendetwas in mir fühlte sich anders an, und ich musste ständig auf Toilette. In meinem Job ist es gar nicht so leicht, sich dafür mal ein paar Minuten freizumachen. Es muss immer eine Aufsichtsperson in der Gruppe sei, und ich war oft mit den Kindern allein.

Das Stechen aus dem Unterleib breitete sich mit der Zeit auf den ganzen Körper aus und fühlte sich an wie Gliederschmerzen hoch zwanzig. Ich war blass und zitterte am ganzen Körper. Eisenmangel, Unterzuckerung – es war alles dabei.

In der gynäkologischen Tagesklinik entdeckte der Frauen-arzt dann schon im Ultraschall die Katastrophe. Neben der Blase war eine Art Aussparung entstanden, ähnlich einer Höhle. Seiner Meinung nach handelte es sich dabei um neue Endometrioseherde. Er überwies mich sofort ins Krankenhaus, weil das Risiko bestand, dass bei der Operation die Blase oder der Harnleiter beschädigt werden könnten.

In der Klinik dann der Schock: Das OP-Team hatte nicht mal freie Sicht auf die Organe. Über und über war alles von Verwachsungen bedeckt. Es dauerte fünf Stunden, bis der Arzt die befallenen Organe freigelegt hatte. Da es sich um tiefinfiltrierende Endometriose handelte, musste er auch einen Teil der Blase und ein Stück des Harn-leiters entfernen.

Nach der Operation war ich mit Unterbrechungen sieben Wochen im Krankenhaus. Ich bekam eine Schiene in den linken Harnleiter gelegt und einen Blasenkatheter über die Bauchdecke. Ich hatte ständig Infektionen mit hohem Fieber. Mehrfach wurde unter Voll-narkose die Dichtigkeit der Blase überprüft.

Nachdem sie mir dann endlich Schiene und Katheter entfernt hatten, rieten mir die Ärzte im Krankenhaus erstmalig zu einer Reha. Doch kein Mensch erwähnte, dass es spezielle Rehazentren für Endometriosepatientinnen gibt. Nach all der Zeit im Krankenhaus wollte ich sowieso einfach nur heim zu meiner Familie, auf die Beine kommen und mein altes Leben zurück! Für meine Psyche war es wichtig, endlich wieder einen geregelten Alltag zu haben.

Darum entschied ich mich neun Wochen später dazu, wieder arbeiten zu gehen, obwohl ich immer noch schwer angeschlagen war. Die Erwartungshaltung der Kollegen überforderte mich allerdings schon am ersten Arbeitstag. ›Zum Glück bist du wieder hier!‹ Und auch einige Eltern sprachen mich an, kaum dass ich einen Fuß in die Einrichtung gesetzt hatte. ›Ihre Fachkompetenz hat uns gefehlt!‹ Ein Kompliment für mich, aber in meinen Ohren klang es in dem Moment einfach nur nach: Endlich ist die zurück, die sich um alles kümmert! Ich bekam sofort Beklemmungsgefühle und wusste, dieses Mal müsste ich meinen Mund aufmachen. Rücksichtnahme einfordern – eine riesige Herausforderung für mich. Es kostete mich all meinen Mut, das Gespräch mit meiner Chefin zu suchen.

Sie reagierte zunächst sehr verständnisvoll, schlug vor, ich solle langsam machen, nur Zusatzkraft sein, hier und da ein paar Tränen trocknen, ein Buch vorlesen, größere pädagogische Projekte erst mal den anderen überlassen. Aber schon nach drei Tagen war ich wieder allein in der Gruppe, konnte nicht zur Toilette gehen – das übliche Drama. Also trank ich kaum noch, was nicht gerade gut für mich war, weil ich immer noch Bakterien im Urin hatte. Ich gewöhnte mir an, prophylaktisch auf die Toilette zu gehen, wann immer eine Kollegin in Sichtweite war. Meine Blase war schon dauerverkrampft vom vielen Einhalten. Mir ging es täglich schlechter. Ich wollte morgens schon gar nicht mehr aus meinem Bett aufstehen, wünschte mir, jemand würde für mich mein Leben übernehmen.

Ich war das reinste Häufchen Elend, und trotzdem erinnerte mich meine Chefin durch die Blume immer wieder daran, bloß nicht auszufallen: ›Wenn es dir zu viel wird, Anita, dann sag Bescheid, aber vergiss nicht, drei Kollegen sind schon krank!‹

Die Situation zermürbte mich. Ich war irgendwann so schwach auf den Beinen, ich konnte weder stehen, noch knien oder hocken. Mir tat jeder Knochen weh. Meine Blase fühlte sich komplett taub an.

Eines Morgens ging gar nichts mehr. Kurz bevor ich das Haus verlassen wollte, ging ich noch mal auf die Toilette. Das machte ich standardmäßig, obwohl ich nur zehn Minuten zur Arbeit fahre. Beim Abputzen sah ich plötzlich dunklen Ausfluss auf dem Klopapier. Sofort war alles in mir in Aufruhr. In meinem Kopf heulten Sirenen. Grelle Warnleuchten blinkten in meiner Vorstellung. Ich bekam keine Luft mehr! Meine Brust schnürte sich zu. ›Nicht schon wieder ins Krankenhaus! Das pack ich nicht!‹ Meine Gedanken kreischten wild durcheinander, und gleichzeitig sagte eine andere Stimme in mir: ›Beruhige dich, es wird schon nichts sein. Und jetzt reiß dich zusammen, die Arbeit wartet!‹

Keine Ahnung, wie ich es schaffte, Auto zu fahren – vielleicht funktionierte ich durch das Adrenalin. Doch als ich den Kindergarten betrat und die erste Kollegin fragte, ›Anita, was ist denn mit dir los?‹, brach ich zusammen. Mit letzter Kraft rettete ich mich auf die Personaltoilette und schluchzte unaufhaltsam los. Ich heulte gefühlt eine Stunde, dann saß ich nur noch apathisch auf dem Klodeckel. Das hört sich jetzt wahrscheinlich total verrückt an, aber ich beobachtete mich von außen, sah mich dasitzen und an die Wand starren, ein frisches Blatt Klopapier in der Hand. An dem Punkt wurde mir klar, dass ich am Limit war.

Ich ging an diesem Tag aus dem Kindergarten nach Hause und rief sofort meinen Arzt an, um eine Reha in die Wege zu leiten. Innerhalb kürzester Zeit machte er mir alle nötigen Unterlagen fertig. Der Träger der Einrichtung, in der ich arbeite, hingegen brauchte vier Wochen, um mir einen einfachen Gehaltsnachweis auszustellen. Ohne diesen konnte ich den Antrag nicht einreichen.

Zum ersten Mal in all den Jahren ließ ich mich von meiner Hausärztin krankschreiben. Um mich körperlich und psychisch ein wenig aufzupäppeln, verschrieb sie mir Psychopharmaka. Die Medikamente nahm ich tatsächlich nicht nur wegen meiner Depressionen, sondern hauptsächlich, um die psychosomatischen Beschwerden im Unterleib loszuwerden. Es kommt nämlich vor, dass Menschen nach Operationen ein furchtbar heißes Brennen oder extreme Kälte im betroffenen Bereich empfinden. In meinem Fall fühlte es sich an, als hätte jemand ein Feuer in meinem Bauch angezündet. Die Antidepressiva reduzierten diese Erscheinung tatsächlich schon nach einer Woche. Viele andere Symptome wie das Zittern und die Abgeschlagenheit wurden erst einmal verstärkt. Ich fühlte mich wie ausgeknockt.

Als die Krankschreibung nach vier Wochen endete, nahm ich meinen Resturlaub, um die letzten drei Wochen bis zur Reha zu überbrücken – schön blöd von mir! Denn was ich nicht wusste, dadurch stand mir keine Wiedereingliederung zu. ›Sie sind gesund in die Reha gegangen!‹, hieß es von offizieller Seite. Natürlich, ich war topfit! Nach vier Wochen Kur musste ich sowieso das blühende Leben sein – zumindest, wenn es nach meinen Kollegen ging. Und auch meine Chefin war so freundlich, mich immer wieder daran zu erinnern: ›Anita, du musst dir deinen Bauch nicht mehr halten, es ist doch alles entfernt worden!‹

Liebe Kollegen, liebe Chefs, ich kann euch sagen, was mir ›entfernt‹ wurde und zwar auf der Reha: Meine ungesunde Selbstaufgabe, meine blinde Loyalität und dieses schreckliche Denkmuster, um jeden Preis funktionieren zu müssen.

›Vier Stunden sind doch nichts!‹ Jahrelang redete ich mir diesen Satz ein. Doch jetzt weiß ich: Für einen schwer beeinträchtigen Menschen ist selbst ein kurzer Arbeitstag enorm anstrengend. Und damit es endlich alle kapieren, beantrage ich nun einen Schwerbehindertenausweis.

Probleme im Schulalltag

Natürlich sind nicht nur berufstätige Frauen Opfer von Unverständnis. Jüngere Betroffene kämpfen damit beispielsweise in der Schule. Ich denke, ich spreche für viele, wenn ich behaupte, dass ein »Unbefriedigend« in einem Fach meist nur der Anfang ist. Die ganze Sache entwickelt mit der Zeit einen Dominoeffekt: Es folgt eine vermasselte Schulaufgabe in Mathe, dann eine in Deutsch – und alles nur, weil man sich in den Unterricht geschleppt hat, obwohl man eigentlich ins Bett gehört hätte.

Da ich ja auch Probleme mit der Blase habe, kam es bei mir irgendwann so weit, dass ich mir über ein ärztliches Attest den Gang zur Toilette erkämpfen musste. Kurze Erklärung, damit ihr versteht, wie das mit meiner Blase genau funktioniert: Ich spüre nicht, wie sie sich füllt. Erst wenn sie voll ist, merke ich, dass ich auf die Toilette muss. Allerdings kommt der Drang so schlagartig, dass ich von einer Sekunde auf die andere stechende Schmerzen bekomme, von denen mir manchmal sogar übel wird. Ich muss meine Blase dann sofort entleeren. Teilweise musste ich bis zu zweimal pro Schulstunde aufs Klo. Manche Lehrer beobachteten das total argwöhnisch. Keine Ahnung, was sie sich vorstellten, was ich auf dem WC mache?! Vielleicht hatten sie Angst, ich würde heimlich Pillen auf dem Schulklo verticken – gereicht hätte das Repertoire an Ibuprofen®, Paracetamol® und Arnica Globuli aus meinen Federmäppchen sicherlich, um den halben Jahrgang damit zu versorgen.

Apropos Mitschüler: Meine Klassenkameraden waren eigentlich nie sonderlich fies zu mir, obwohl ich ständig eine Sonderbehandlung bekam. Von Mobbing, wie das andere Betroffene in der Schule leider manchmal erfahren, waren meine Erlebnisse zum Glück weit entfernt.

Agnieszka M., 26 Jahre:
Manchmal nahm ich bis zu fünf Ibuprofen® ein, aber sie haben mir nicht geholfen. Ich trank einen Kamillentee nach dem anderen.

Ich musste ständig auf Toilette mich übergeben und hatte gleichzeitig Durchfall. Übelkeit, Schwindel, starker Blutverlust – jahrelang hieß es auf dem Gymnasium, ich würde bestimmte Fächer wie Sport oder Physik schwänzen. Meine Mitschüler mussten so oft im Krankenzimmer auf mich aufpassen, bis ich abgeholt wurde. Sie mobbten mich deswegen und schlossen mich aus. Meine Mutter war mir während der Pubertät auch keine große Hilfe. Sie unterstützte die Unterstellung vieler Ärzte, nämlich dass ich mir ›das alles nur einbildete‹ oder keine Lust auf die Schule hätte. Im Abschlussjahr schaffte ich das Abitur nicht, es war unmöglich, den versäumten Stoff nachzuholen, der sich aufgrund der vielen Fehlstunden angehäuft hatte.

Ahnungslose Ärzte

Es muss schlimm sein, wenn man aus dem Klassenverband ausgeschlossen wird und sich total allein und unverstanden fühlt. Das hinterlässt Spuren und kratzt am Selbstbewusstsein. Umso wichtiger ist es, dass Eltern und Lehrkräfte für die Mädchen eine Stütze sind und ihnen nicht auch noch eine falsche Selbstwahrnehmung anerziehen, indem sie ihnen eintrichtern, sie wären überempfindlich.

Aus eigener Erfahrung weiß ich, dass man sich als blutjunges Mädchen massiv von den Erwachsenen aus dem Umfeld beeinflussen lässt, und wenn die Mutter, die Tante, die Oma behaupten, dass Zyklusbeschwerden zum Frausein gehören, dann glaubt man das erst mal. Es gibt ja leider sogar Gynäkologen, die auf dieser Schiene unterwegs sind. Zu behaupten, starke Regelschmerzen seien normal – wohin soll das führen? Zu einer frühen Diagnose sicher nicht!

Meiner Meinung nach sollte in jeder Frauenarztpraxis – optimal wäre sogar beim Hausarzt – eine Broschüre ausliegen, die auf den ersten Blick klarmacht: »Starke Periodenschmerzen sind *nicht* normal! Sprechen Sie uns auf Endometriose an!« Denn speziell die jüngeren Betroffenen – so, wie ich damals mit zwölf Jahren – können ihre Beschwerden vielleicht nicht immer ganz genau einordnen und wenden sich zunächst an den Hausarzt. Die meisten von ihnen haben ihre Mutter im Schlepptau, die oft erst mal genauso planlos ist wie die Tochter.

Hätte meine Mutter damals zumindest schon mal etwas von Endometriose gehört, wäre es ihr möglich gewesen, mir ganz anders zu helfen. Wir hätten uns den Umweg über den Hausarzt gespart und wären vielleicht gleich zu einem Spezialisten gegangen. Wobei ich ganz klar sagen muss, dass in meinem Fall ja zumindest der Verdacht auf Endometriose schnell aufkam. Da kenne ich ganz andere Geschichten von Betroffenen, die jahrelang falsch beraten worden sind.

Mir ist schon klar, dass nicht jeder Mediziner ein Experte in sämtlichen Fachbereichen sein kann – die komplexe Symptomatik der Krankheit lässt unzählige Vermutungen zu –, trotzdem sollten besonders Frauenärzte Endometriose mehr auf dem Schirm haben, damit sie die Patientin entsprechend informieren und an eine Kollegin oder einen Kollegen mit mehr Erfahrung überweisen können – und das zeitnah.

Roseanne Heise, 26 Jahre:
Ich war bei fünf Gynäkologen, in drei Krankenhäusern, bei zwei Urologen und Hausärzten, bis ich nach acht Jahren und 15 Operationen endlich Gewissheit hatte. Erst zwei Jahre nach meiner Diagnose bekam ich die erste Endometriosesanierung. Das muss man sich mal überlegen! Davor wollten die meisten Ärzte ›zunächst mal reinschauen‹, entnahmen maximal Gewebeproben oder führten Ausschabungen wegen angehender Fehlgeburten durch. Abgesehen von Gynäkologe Nr. 5 sprach niemand auch nur den Verdacht auf Endometriose aus. Nach einer Eileiterschwangerschaft diagnostizierten mir einige Ärzte stattdessen Phantomschmerzen.

Halbwahrheiten und Mythen

Es darf nicht sein, dass Frauen ihr halbes Leben damit zubringen, nach der Ursache für ihre Schmerzen zu suchen, bloß weil Endometriose nicht bekannt genug ist.

Auch all die Halbwahrheiten und Mythen, die über Endometriose kursieren, müssen endlich mal aus der Welt geschafft werden. Nein, wir haben nicht nur während unserer Periode Schmerzen, und nein, nicht jede Frau, die Endometriose hat, ist zu hundert Prozent unfruchtbar!

Was wir teilweise für überflüssige Diskussionen führen müssen, kann man sich kaum vorstellen. Es gibt doch tatsächlich Menschen, die völlig unterschiedliche Krankheiten miteinander vergleichen, und wir Endometriosepatientinnen verlieren »den Wettstreit« oft mit der Begründung, dass unsere Krankheit nicht tödlich verläuft.

Na, da hatte ich ja gerade noch mal Glück im Unglück!

Damit auch all diejenigen, die selbst nicht von Endometriose betroffen sind, verstehen, wovon ich hier gerade rede, habe ich im gemeinsamen Brainstorming mit anderen Endosisters mal die Kommentare zusammengetragen, über die wir uns am meisten ärgern.

Vorsicht: Ironie! Hier kommen die Top Drei, der meistgehörten Sätze, die wir Endosisters »lieben«:

1. »Sei froh, dass du keinen Krebs hast!«
2. »Die Schmerzen müssen doch weg sein, schließlich hat man ›sie‹ ja rausoperiert!«
3. »Ich hatte auch schon eine Laparoskopie! Also damals bei der Magenspiegelung …«

Gefährliches Halbwissen, Vorurteile und Co. – da will ich mich nicht einreihen. Darum möchte ich an der Stelle dringend betonen, dass es ebenso viele Menschen gibt, die unglaublich toll reagieren und die mich schon auf ganz großartige Weise unterstützt haben. Ja, auch einige Lehrer – die sind ja bisher nicht ganz so gut weggekommen. Ebenso gibt es auch unter den Ärzten nicht nur schwarze Schafe. Im Zusammenhang mit den langen Leidensgeschichten vieler Betroffener richtet sich der Fokus immer wieder auf die Negativbeispiele der Ärzte, die keinerlei Kenntnis über die Krankheit haben oder Patientinnen schnell abwimmeln. Ich persönlich hatte oft das Glück, auf engagierte und umsichtige Ärzte zu treffen, die mir mit Anträgen geholfen und Termine bei Fachärzten beschleunigt haben. Auch meine Familie hat mich immer auf meinem Weg mit der Krankheit begleitet, selbst wenn sie sich phasenweise nicht ganz sicher waren, wo er uns noch hinführen würde.

Ich denke, wir sollten niemandem grundsätzlich Ignoranz unterstellen – weder unseren Familienmitgliedern noch Freunden oder Arbeitskollegen. Ich kann ja auch nicht realistisch nachvollziehen, wie es sich anfühlen würde, mit einer anderen Krankheit zu leben, als mit der, die ich habe. Mir persönlich ist es immer sehr wichtig, beide Seiten zu betrachten. Darum sollten wir versuchen, die Personen zu verstehen, die sich Mühe geben, sich in uns hineinzuversetzen, selbst wenn es ihnen nicht immer gelingt.

Schauen wir doch mal, wie andere uns sehen:

Annas Mutter über den täglichen Kampf mit einer Krankheit, die man nicht so einfach (be-)greifen kann

Nun kann man ja nicht gerade behaupten, dass man als Mutter einen objektiven Blick hätte. Im Gegenteil: Man ist näher am Kind dran als jede andere Person. Gerade das macht es auch besonders schwierig, eine Krankheit wie Endometriose beim eigenen Kind eindeutig zu identifizieren, weil die Symptome eben so viel »Spielraum« zulassen – zu viel Platz für Interpretation.

Allein die Tatsache, dass die Beschwerden vornehmlich mit Eintreten der Periode auftreten beziehungsweise bei den meisten Patientinnen im Zeitraum der Regelblutung verstärkt vorkommen, liegt die Versuchung nah, die Beschwerden erst einmal auf den Zyklus zu schieben. Speziell in Annas Fall fand ich das einleuchtend, weil ich selbst eine schmerzhafte Regelblutung habe. Mit Schmerzmitteln habe ich allerdings acht Stunden Ruhe. Nicht so Anna. Bei ihr schlugen die Tabletten nicht immer zuverlässig an. Das wiederum konnte ich mir nicht erklären. Auch die Tatsache, dass Anna außerhalb des Periodenzeitraums häufig über Bauchschmerzen klagte, konnte ich mit keiner erkennbaren Ursache in Verbindung bringen. Natürlich rennt man als Mutter trotzdem von Pontius zu Pilatus, besorgt Magentropfen und kocht Tees, geht mit dem Kind zum Arzt und so weiter. Doch weder zeigten irgendwelche Magenpräparate Wirkung noch hatte der Hausarzt eine Idee, was mit dem Mädchen los sein könnte.

Innerhalb der Verwandtschaft oder unter Freundinnen – man tauscht sich ja aus, wenn man ratlos ist – kam dadurch ehrlicherweise auch immer wieder die Vermutung auf, dass Anna vielleicht nur Aufmerksamkeit suchen könnte. Ganz besonders meine Beachtung, denn ich arbeitete unglaublich viel. Doch wenn Anna Wehwehchen hatte, war ich für sie da – Wärmflasche vorbereiten, ihr gut zureden. Die Symptome hätten somit auch psychosomatischer

Natur sein können, eine Art Drang, sich in den Mittelpunkt zu stellen – als Scheidungskind nicht unbedingt abwegig.

Ich muss ehrlich zugeben, dass ich phasenweise vielleicht auch ein bisschen taub wurde für ihre permanente Nörgelei, denn sie hatte ja immer was. Manchmal wollte ich schon gar nicht mehr fragen »Wie geht's dir heute?«, da ich die Antwort ohnehin kannte. Wie vielem gegenüber, womit man täglich konfrontiert ist, stumpft man mit der Zeit ein bisschen ab.

Natürlich habe ich deswegen nicht aufgehört zu reagieren und nach wie vor alles Mögliche getan, um ihr zu helfen, aber ich will damit einfach sagen, dass man auch als Mutter an seine Grenzen stößt. Man ist für die Kinder ja eine Art Prellball, bekommt alle ihre Launen ungefiltert ab und das den ganzen Tag.

Trotzdem suchte ich mit ihr sämtliche Ärzte auf. Als damals die erste Gynäkologin den Verdacht »Endometriose« in den Raum stellte, poppte über meinem Kopf bloß eine riesige Sprechblase auf: Endo-was? Noch nie gehört dieses Wort, und das mag schon etwas heißen in meinem Beruf, durch den ich mit unzähligen Frauen in Kontakt komme. Ich arbeite in der Kosmetikbranche, und ich glaube, ich verrate kein Geheimnis, wenn ich sage, dass Frauen über so einige intime Themen sprechen, wenn sie unter sich sind.

Für mich bedeutete das also, ich musste mich selbst erst mal einlesen zu diesem Thema. Ich bin Annas Mutter, selbstverständlich ist es mir ein Anliegen, herauszufinden, was mit meiner Tochter los ist. Anna hingegen empfand das damals ganz anders, als sie den Flyer von der Gynäkologin mitbrachte und ich ihn mir nicht sofort, noch im Auto während des Fahrens, durchlas. Oh je, sie war gleich eingeschnappt! Dass ich mir die Broschüre dann irgendwann bei der Arbeit zwischen zwei Kundenterminen vornahm, bekam sie natürlich nicht mehr mit, denn da war sie ja bereits in der Schule.

Nach dem Termin bei der Frauenärztin hatten wir dann zwar einen Verdacht, aber ich thematisierte diese Krankheit zu Hause mit

Anna absichtlich nicht ständig. Anna neigt dazu, sich von negativen Schwingungen und Miesmacherei runterziehen zu lassen. Sie fühlte sich ja ohnehin nicht gut zu der Zeit. Wenn ich dann noch den ganzen Tag voller Mitleid und Sorge gewesen wäre, hätte das meiner Meinung nach bloß zu Selbstmitleid geführt. Stattdessen steuerte ich lieber in die andere Richtung, versuchte, sie zum positiven Denken zu bewegen: »Alles wird wieder gut, du darfst dich nur nicht so hineinsteigern! Geh raus, unternimm was! Das lenkt dich ab.« – Eben all die tollen Ratschläge, die Außenstehende einfach geben können, weil sie nicht begreifen, was die Betroffenen durchmachen.

Aber zu meiner Verteidigung muss ich sagen, ich habe zumindest immer versucht, ihren Schmerz zu verstehen. Ich ließ mir oft von ihr erklären, wie sich das alles genau für sie anfühlt. Doch selbst wenn Anna Vergleiche benutzte wie »Es fühlt sich an wie Regelschmerzen, bloß zehnmal schlimmer«, ist dieser Erklärungsversuch ja genaugenommen schon wieder nicht aussagekräftig. Denn erstens ist Schmerzempfinden subjektiv und zweitens: Wie soll Anna beurteilen können, was »normale« Regelschmerzen sind, wenn sie von jeher an Endometriose leidet?

Als dann tatsächlich Endometriose diagnostiziert worden war, brachte mich mein schlechtes Gewissen fast um. Ich wollte mich am liebsten selbst schütteln für jedes einzelne Mal, als ich annahm, Anna hätte übertrieben oder wäre einfach zu wehleidig gewesen. Es machte mich wirklich fertig, wenn ich darüber nachdachte, dass ich manchmal richtig mit ihr geschimpft hatte, weil ich ihr Gejammer nicht mehr hören konnte. So hart es klingt, aber wenn man selbst nicht jeden Tag unablässig Schmerzen hat, dann weiß man einfach nicht, wie zermürbend das ist. Man beschäftigt sich ja auch nicht ständig nur mit diesem Thema. Im Gegensatz zu der erkrankten Person, die den ganzen Tag in ihrem Körper steckt und die Beschwerden empfindet, widmen sich alle anderen ja auch den Dingen, die sie selbst betreffen. Das ist ganz normal.

Ich kann mir gut vorstellen, dass es für viele Außenstehende so schwer ist, dieser Krankheit die nötige Gewichtung zu geben, weil man den meisten Patientinnen eben nicht ansieht, wie es ihnen geht. Dafür muss ich mir nur Anna anschauen, wie sie geschminkt und hübsch gekleidet zu Veranstaltungen geht und Jobs erledigt. Da sieht keiner so schnell unter dem Make-up die Farbe aus ihrem Gesicht schwinden, wenn sie schmerzbedingt kurz vor einem Kreislaufkollaps steht.

Klassisches Beispiel: Während der Fashion Week im Januar 2017 konnte ich Anna nicht erreichen. In ihren Insta-Stories fand ich nichts Aussagekräftiges – als ihre Mutter bin ich ja auch Stalker. Da schrillten bei mir schon wieder alle Alarmglocken! Wenn Anna abtaucht, geht es ihr nicht gut. Also mailte ich Betty, die mir dann mitteilte, dass Anna schlimme Krämpfe habe und ins Sanitätszelt verschwunden sei. Nichts anderes als ein »offizielles Rausziehen« war es in dem Fall, denn helfen konnten ihr die Sanitäter nicht wirklich. Wenn Anna Schübe hat, schlagen in der Regel nicht mal intravenös Schmerzmittel an. Hätte sie sich aber nicht so demonstrativ aus dem Geschehen gezogen, hätte niemand den Ernst der Lage erkannt. Zu Hause, wo ich sie blass, mit Augenringen und Endobelly*, auf der Couch liegen sehe, bekomme ich natürlich ein ganz anderes Bild von der Realität.

*So nennen die Endosisters ihren Endometriose-bedingten Blähbauch.

Frieda hört nicht auf zu rebellieren

Gerade einen Monat wohnte ich in Nordrhein-Westfalen, da war ich schon wieder bestens mit den Ärzten in der Umgebung vertraut. Wo bitte blieb denn da meine Lebensqualität? Ich war zwanzig Jahre alt! Aber von Sorgenfreiheit keine Spur ...

Also suchte ich mir eine Endometrioseklinik im Großraum Köln und ließ mir einen Termin geben. Ohne mich zu untersuchen, nur auf der Grundlage eines kurzen Gesprächs, in dem ich erwähnt hatte, dass ich an Endometriose und an massiven Zwischenblutungen leide, drückte mir der Arzt eine Überweisung für eine Bauchspiegelung in die Hand. Aus der Praxis war ich schneller raus, als der Doc gucken konnte!

Wie immer nach so einer Enttäuschung verfiel ich in den altbekannten Zustand der Resignation. Ich zog mich mehr und mehr zurück. Bei Freunden und Familie meldete ich mich kaum noch. Ich hatte keinen Nerv auf Mamas Cheer-up-Programm, das sie immer durchführte, wenn ich in mein Depriloch fiel. Ich wollte gar nicht erst hören: »Geh raus, und lenk dich ab!« Ich schaffte es ja kaum noch, mich für meinen Job zusammenzureißen. Da waren für private Aktivitäten erst recht keine Energiereserven übrig. Mich unermüdlich in diesem Teufelskreis zu drehen, hatte mich körperlich wie psychisch an den Rand meiner Belastbarkeit gebracht.

Es kam mir vor, als wäre alles, was ich bisher unternommen hatte, alles, was ich über mich ergehen lassen musste, komplett umsonst gewesen! Ich nahm die Pille und hatte trotzdem starke Blutungen. Schmerzmittel wirkten nicht! Ich wusste nicht mehr weiter. Tausendmal hatte ich mir geschworen, dass ich keinen Arzt mehr aufsuchen würde, letztendlich tat ich aber genau das: Aus lauter Hilflosigkeit rannte ich wieder zu einem neuen Gynäkologen und hoffte, dass der endlich so etwas wie ein Zaubermittel hätte ...

Meine Erfahrungen mit Visanne®

Die Praxis war in Ostfriesland. Das machte es mir zumindest ein bisschen angenehmer, denn ich konnte den Termin mit einem Besuch in meiner geliebten Heimat verbinden. Nur durch eine Empfehlung wurde ich überhaupt auf diesen Frauenarzt aufmerksam.

Ausführlich erzählte ich ihm meine Krankengeschichte – Pille im Dauerzyklus, und so weiter. Um ein besseres Verständnis für mich und meine Schmerzen zu bekommen, schlug er mir vor, sechs Monate lang ein Schmerzprotokoll zu führen und anschließend wiederzukommen.

Gesagt, getan. In der Zyklus-App, die ich benutze, die heißt übrigens *Clue* und ist echt super, dokumentierte ich genau meine Schmerzphasen. Anhand meiner Aufzeichnungen stellte der Arzt dann beim nächsten Treffen fest, dass die Pille vermutlich nicht mehr die gewünschte Wirkung erzielte. Ich fragte ihn, ob es nicht eine Alternative zur Pille gäbe. Daraufhin schlug mir der Gynäkologe eine andere Hormontherapie vor.

Mit der Visanne® im Gepäck fuhr ich zurück nach Nordrhein-Westfahlen. Im Januar 2017, drei Monate vor meinem einundzwanzigsten Geburtstag, startete ich also die Einnahme des Gestagenpräparates. Genau wie die Pille zielt das Medikament darauf ab, die Menstruation zu unterdrücken. So weit, so gut. Doch schon wenige Tage nachdem ich die ersten Tabletten eingenommen hatte, setzten wehenartige Unterleibskrämpfe ein. Ich lag auf dem Boden vor Schmerzen. Zusätzlich verstärkten sich meine Depressionen. Ich war quasi noch schlechter drauf als vorher. Total weinerlich – man konnte mich antippen und ich heulte los. Also telefonierte ich mit dem

Gynäkologen, und er verordnete mir parallel zu der Hormontherapie die Einnahme von Ibuprofen® 600 Milligramm im dreistündigen Wechsel mit Buscopan® Plus.

Mit der Kombination aus Entzündungshemmer, Schmerzstiller und Krampflöser versuchte ich mich, noch eine Weile durch die Therapie zu quälen, denn der Arzt hatte mich vorgewarnt: Am Anfang können die Nebenwirkungen heftiger sein, und ich sollte die Tabletten mindestens zwei, besser drei Monate einnehmen, um die gewünschte Wirkung zu erzielen. Doch ich hielt nicht so lange durch. Ich war zu nichts mehr in der Lage und musste etliche berufliche Termine absagen.

Während der Fashion Week 2017 war es am schlimmsten. Ich rettete mich ins Sanitätszelt, sonst wäre ich mitten auf der Veranstaltung zusammengebrochen. In meinem ganzen Leben ging es mir noch nie so schlecht! Darum setzte ich das Medikament nach einem Monat ab und fand mich beim behandelnden Arzt mit der Frage ein: »Was jetzt?«

Die Antwort darauf war eine weitere Bauchspieglung, um den Zwischenblutungen von innen auf den Grund zu gehen.

Da ich euch den Ablauf einer Laparoskopie ja bereits ausführlich geschildert habe, möchte ich an dieser Stelle nicht mehr im Detail auf meine zweite Bauchspiegelung eingehen, sondern euch stattdessen einen Überblick über mögliche Behandlungsmaßnahmen bei Endometriose geben.

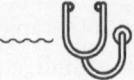 *Prof. Dr. med. Sylvia Mechsner klärt auf*

Mögliche Therapieformen

Grundsätzlich gibt es drei Säulen:

1. Die medikamentöse Säule: Dazu gehören Schmerzmittel oder auch Hormontherapien.
2. Die operative Säule: Mittels einer Bauchspiegelung kann sich der Arzt die Situation im Bauchraum ansehen und gegebenenfalls Endometrioseherde entfernen.
3. Die komplementäre Säule: Einer der wichtigsten Faktoren dabei, wenn es auch mehrere gibt, ist die Entspannung der muskulären Ebene des Beckenbodens. Denn chronische Beckenschmerzen führen oft zu starken Verspannungen der Beckenboden-muskulatur mit Fehlhaltungen. Dies verstärkt zunehmend die Problematik, weshalb physiotherapeutische Maßnahmen in die Behandlung eingebaut werden sollten.

Yoga ist ganz wichtig, Sport, Bewegung, Beckenbodenentspannungsübungen, aber auch Osteopathie. (Über die australische Pelvic Pain Foundation findet man im Internet ganz gute Seiten mit tollen Anleitungen für Entspannungsübungen.) Es gibt noch viele andere Möglichkeiten, beispielsweise den Einsatz von TENS-Geräten zur Muskelrelaxation oder Akkupunktur – nur werden eben viele dieser komplementären Methoden nicht so gezielt eingesetzt und häufig nicht verschrieben. Denn diese Leistungen werden so gut wie nie von den Kassen getragen. Dabei ist es superwichtig, dass die Frauen eine kombinierte Therapie erhalten. Wenn der Schmerz sich erst einmal manifestiert hat, man spricht in der Fachsprache von einer spinalen Hyperalgesie, also einem erhöhten Schmerzempfinden aufgrund chronischer Reize, wird es immer schwerer, diesen in den Griff zu bekommen.

Viele Patientinnen, die so starke Regelbeschwerden aufgrund der Endometriose haben, sind daher auf reine Analgetika therapieresistent. Dieser Effekt wird oft noch von anderen Aspekten verstärkt, die dazukommen, wie neurogene Entzündungen. Den Zyklus also abzuschalten – mittels Gabe von Hormonen, um überhaupt erst mal ein bisschen Ruhe reinzukriegen, ist daher ein sinnvoller und hilfreicher Ansatz. Frauen, die die Hormontherapien gut vertragen, empfinden dadurch schon eine massive Schmerzerleichterung.

Ich würde als erste Maßnahme immer zur Einnahme eines reinen Gestagenpräparates raten – die Visanne® mit 2 Milligramm Dienogest® –, wenn die Person über zwanzig ist. Für jüngere Patientinnen empfehle ich, zwecks des Erhalts der Knochendichte, die Pille – also ein Kombipräparat aus Östrogenen und Gestagenen. Man kann da nie nach Schema F verfahren, sondern muss schauen, wie sich die Situation der Patientin gestaltet. Wie verträgt sie das Medikament? Wo sitzen die Herde? Wenn im Bauch keine Endometriose auftritt, sondern nur in der Gebärmutter, kann man auch eine Hormonspirale einsetzen. Die wirkt dann unmittelbar an der betroffenen Stelle, und es kommt durch eine lokale Gabe des Gestagens zu weniger Beeinträchtigungen. Klassische Nebenwirkungen, die unter der Einnahme von Hormonpräparaten auftreten können, sind: Depressionen, Zystenbildung an den Eierstöcken, Gewichtszunahme, Schlafstörungen, Libidoverlust, Kopfschmerzen, Migräne, Übelkeit, Haarausfall, Akne, Hitzewallungen, Venenentzündungen und andere unerwünschte Begleiterscheinungen. Bei reinen Gestagenpräparaten kann langfristig eine verminderte Knochendichte hinzukommen.

Nun kommt es nicht selten vor, dass die Beschwerden unter der Hormontherapie bestehen bleiben. In dem Fall muss man neu überlegen, eventuell setzt man die Hormone wieder ab und operiert. Das Ziel dabei ist, sich einen Überblick über die Situation im Bauchraum und im Unterleib zu verschaffen, alle sichtbaren Herde zu entfernen, die Fertilität zu erhalten, und dann eine auf die Person abgestimmte Empfehlung zu geben. Wird die Operation vorbereitend auf eine Kinderwunschbehandlung gemacht, schließt die Patientin an dieser Stelle mit der Kinderwunschtherapie an.

Wenn die Beschwerden trotz Entfernung der Endometrioseherde andauern und auch Hormontherapien und Schmerzmittel nicht die gewünschte Wirkung bringen, muss man mehr und mehr die komplementären Methoden dazunehmen. Auch die Ernährung sollte man genauer betrachten, da viele Endometriosepatientinnen an Unverträglichkeiten leiden.

Als eine Stufe *on top* sozusagen, in der Reihe der Behandlungs-maßnahmen, wären noch GnRH-Analoga denkbar. Die kämen zum Einsatz, wenn ich keinen Sinn in einer neuen Operation sehe oder wenn die Gebärmutter das Problem ist. Denn die Gebärmutter ist einer Hormontherapie nicht immer so gut zugänglich. Also bei sehr extremen Schmerzzuständen, die mit anderen medikamentösen Therapien nicht ausreichend behandelt werden können, sind die Hormonspritzen mit ein- oder dreimonatiger Depotwirkung die effektivste Methode. Aber das macht man nie einfach so ohne dring-liche Notwendigkeit. Dennoch muss ich sagen, die GnRH-Analoga werden vielleicht mit der Beschreibung »Damit wird eine Frau künst-lich in die Wechseljahre versetzt« ein bisschen zu sehr verteufelt. Eigentlich ist GnRH (Gonadotropin-Releasing-Hormon) ein körper-eigenes Hormon, das im Hypothalamus ausgeschüttet wird – und zwar alle neunzig Minuten. Diese pulsatile Abgabe macht den Zyklus aus. Warum erzähle ich das? Ganz einfach: Bei Frauen, die zum Beispiel magersüchtig sind oder in Kriegsgebieten leben und wirk-lich extremen zentralen Stress haben, wird diese Pulsation gestört. Dadurch sind Frauen oft amenorrhoisch, das heißt, sie haben keine

Blutung. Es tritt also ein natürlicher Schutz ein, dass diese Frauen in einer Extremsituation nicht schwanger werden. Man kann also sagen, die GnRH-Analoga führen diesen Effekt chemisch herbei. Der Effekt ist aber reversibel. Sobald man die Spritzen absetzt, kommt der Zyklus zurück, allerdings auch die Beschwerden. Davon abgesehen sollte man wissen, dass man während der Behandlung mit all den Nebenwirkungen der Wechseljahre konfrontiert sein kann: Hitzewallungen, Stimmungsschwankungen, Kopfschmerzen, Übelkeit, Müdigkeit und Knochensubstanzverlust. Darum wird eine sogenannte Add-back-Behandlung angewendet, um die Begleiterscheinungen der Wechseljahre zu minimieren. Dies erreicht man über eine kombinierte, sehr niedrig dosierte Gabe aus Östrogenen und Gestagenen.

Endometriose ist ein A...

Jetzt haben wir viel über Medikamente und Hormone gelesen, doch es gibt darüber hinaus noch viele weiteren alternative Behandlungsmethoden, wie auch bereits von Frau Dr. Mechsner angesprochen. Zu diesem Thema kommen wir noch sehr ausführlich in einem separaten Kapitel (-> siehe Seite 151), denn die Möglichkeiten, Hormonschleudern und Chemiekeulen weitestgehend zu vermeiden, sind vielzählig.

Zu dieser Erkenntnis musste ich auf meiner langen Reise aber erst mal kommen. Die qualvollen Erfahrungen, die ich während der Behandlung mit Visanne® gemacht habe, waren dabei definitiv eine prägende Station auf meinem Leidensweg. Gefühlt war ich in einer Sackgasse angekommen. Ich hatte keinen Plan, wo ich überhaupt noch ansetzen sollte.

Das Einzige, was mir damals aus therapeutischer Sicht nicht sinnlos vorkam, waren die unzähligen Gespräche mit meiner Psychologin. Mit ihr stand ich schon in Kontakt, während ich in Berlin lebte.

Damals war so vieles zusammengekommen: Ich hatte die Schule für meine Karriere geschmissen, war allein in diese riesige Stadt gezogen, und über Nacht fand ich mich mit einer Bauch-OP konfrontiert. Da brauchte ich einfach jemanden zum Reden – und zwar einen Profi. Das habe ich eigentlich schon immer so gehandhabt. Bereits als Jugendliche verarbeitete ich den Tod meiner Oma mithilfe einer Therapeutin.

Mit dem Thema gehe ich sehr offen um und kann auch nur jedem raten, sich unterstützen zu lassen, bevor die Probleme überhandnehmen. Ohne meine Psychologin hätte ich es nach der Hormontherapie aus dieser Depression nicht herausgeschafft. Mindestens einmal pro Woche versuchten wir, per FaceTime zu telefonieren. In intensiven Gesprächen erarbeiteten wir, wie wichtig die geistige Gesundheit für die körperliche ist und umgekehrt. Es ging viel um Selbstwahrnehmung und darum, dass ich lernte, meine Grenzen zu erkennen und zu akzeptieren. Vor allem im Hinblick auf meinen Job. Zeitstress, Leistungsdruck, chaotische Essenszeiten – alles Provokateure für meine Endometriosebeschwerden.

Mehr und mehr fing ich an, einiges zu hinterfragen. War der berufliche Erfolg die Strapazen wert? Machte mir meine Arbeit überhaupt noch genug Spaß, um das alles in Kauf zu nehmen? Das Modeln erfüllte mich irgendwie nicht mehr so wie früher. Zumindest nicht unter den aktuellen Voraussetzungen. Der Spagat zwischen *Funktionieren-Wollen* und *Funktionieren-K*önnen wurde immer schwieriger. Ich erfüllte weder die Erwartungen, die meine damalige Modelagentur an mich stellte, noch meine eigenen. Allmählich kam ich zu der Überlegung, mich von der Agentur zu trennen – meiner Gesundheit zuliebe.

Berufliche Veränderung mit 21

Am Anfang glaubte ich selbst kaum, dass ich diesen Gedanken wirklich hegte, denn es gab Zeiten, da hatte ich es als das Nonplusultra empfunden, einen Vertrag bei einer Modelagentur ergattert zu haben. Und jetzt? Jetzt wollte – musste – ich das alles aufgeben? Oder zumindest ein Stück davon. Zwar bedeutete ein Alleingang nicht, dass ich gar nicht mehr modeln würde, aber es war nicht wirklich absehbar, wie sich meine Karriere entwickeln würde, wenn ich mich selbst managte. Ich hatte Angst davor, ohne Folgejobs dazustehen, arbeitslos zu werden. Auf der anderen Seite gab es mir die angenehme Freiheit, selbst darüber zu entscheiden, welche Jobs ich annehmen wollte und unter welchen Bedingungen. Ich konnte selbst entscheiden, wie viel Reisestress ich mir zumutete. Gleichzeitig begleitete mich aber auch bei jeder Entscheidung die Sorge, vielleicht die falsche zu treffen. Die reinste Achterbahn der Gefühle!

Immerhin war ich von da an fast gänzlich auf mich gestellt. Nur im Social-Media-Bereich hatte ich Unterstützung von Fab4Media, die heute auch mein Management sind, mich damals aber noch nicht rundum betreuten. Deswegen dachte ich häufig über meine Alternativen nach: Abschluss nachholen, Studium, Ausbildung. Der Gedanke an etwas »Solides«, das Bedürfnis nach Sicherheit, all das beschäftigte mich.

Die Sorgen fraßen mich teilweise regelrecht auf. Es gab Momente, da dachte ich, ich stünde kurz vor einem Herzinfarkt. Im Gespräch mit meiner Psychologin fanden wir dann heraus, dass ich Panikattacken entwickelt hatte, und sie brachte mir bei, wie ich mich beruhigen konnte.

Schritt für Schritt fand ich schließlich in ein selbstbestimmteres Berufsleben. Ich nahm weitestgehend nur noch die Jobs an, die mit meinen gesundheitlichen Bedürfnissen kombinierbar waren. In dem Zusammenhang war es auch eine glückliche Entwicklung, dass sich im Influencer-Bereich so tolle Möglichkeiten auftaten.

Werbung auf Instagram zu machen, macht mir einfach Spaß. Ich kann arbeiten wann, wo und wie viel ich will. Das hat meinem Körper und meiner Psyche unglaublich gutgetan – genau das brauchte ich in dieser Zeit. Von Seiten meines Social-Media-Managements war ein ganz anderes Verständnis, mehr Rücksichtnahme, vorhanden, als ich es bisher von Agenturen gekannt hatte. Darum konnte ich ihnen gegenüber so offen mit meiner Krankheit umgehen. Ich habe mich einfach wohlgefühlt in der Zusammenarbeit. Zu sehen, dass mein Job und meine Gesundheit besser miteinander vereinbar waren, empfand ich als sehr erleichternd.

Die positiven Veränderungen, die ich auf beruflicher Ebene durchlebte, stärkten mich auch in der Haltung, im privaten Bereich die Spreu vom Weizen zu trennen. Ich lernte, mich von Personen abzugrenzen, die mich belasteten, und Kontakte, die sich von Anfang an als Energieräuber andeuteten, vertiefte ich erst gar nicht. Wer mich nicht im Gesamtpaket mit meiner chronischen Krankheit akzeptieren konnte, hatte und hat nichts in meinem Leben verloren. Das funktioniert auf Dauer einfach nicht reibungslos. Denn wenn ich etwas nicht gebrauchen kann, dann sind es unnötige Trigger für meine Beschwerden.

Der Austausch in Online-Communities

Januar 2017: Schlaflos in Ostfriesland ...

Es war so frustrierend, niemanden zu kennen, dem es ähnlich ging wie mir. Unruhig wälzte mein Hirn mal wieder sämtliche Gedanken, statt in den Schlafmodus zu finden. Es musste doch Interessensgruppen geben, in denen Betroffene sich untereinander austauschten?

Keine Ahnung, weshalb ich erst die halbe Nacht Löcher in die Decke meines alten Kinderzimmers starren musste, um auf die Idee zu kommen, den Hashtag #endometriose auf Instagram zu suchen. Noch dazu, wo ich aus Berufung quasi daueronline bin. Im Dunkeln tastete ich nach meinem Smartphone und jagte schließlich den Hashtag durch die unendlichen Weiten von Instagram. Unzählige Bilder von Endobellys sprangen mir entgegen. Beiträge von Mädchen und Frauen, die aus dem Krankenhaus grüßten und Updates zu ihren Bauchspiegelungen posteten. Fotos von Schwangerschaftstests, Hormonspritzen und Babybäuchen – allein das Thema Kinderwunsch (#kiwu) war schon eine Community für sich. Sogar Sprüche und Zitate über das Leben mit Endometriose und handgemalte Comics fanden sich in der kunterbunten Bilderflut.

Ich war überwältigt davon, einen Ort gefunden zu haben, an dem die Krankheit mehr Aufmerksamkeit bekommt, als ich es bis dato gewohnt war. Eine ganze Weile klickte ich mich durch das Potpourri aus Fotos und Videos und stellte schnell fest, dass die wenigsten Beiträge von deutschen Mädchen waren. Eine junge Frau stach mir jedoch sofort ins Auge: Martina Liel (@martina-liel), Endosister und Autorin des Buches *Nicht ohne meine Wärmflasche*. Sie hat sich Aufklärung zur Aufgabe gemacht. Ich schmökerte durch ihr Profil und war beeindruckt davon, mit wie wenig Fachchinesisch Endometriose auskommen kann. Martina war die erste Betroffene überhaupt, mit der ich mich persönlich austauschte.

Das machte mich neugierig, und so wollte ich herausfinden, was andere Plattformen zu bieten hatten. In Facebook fand ich sogar eine Gruppe für *Endosisters*. Wie cool war das denn? In der offenen Diskussionsrunde sprangen mir so viele vertraute Schlagwörter entgegen, dass ich gar nicht wusste, wo ich mit dem Lesen anfangen sollte.

(Anmerkung: Das Vertrauen der Gruppenmitglieder ist mir wichtig. Darum sind die verwendeten Texte keine Originalbeiträge, sondern fiktive Beispiele, wie sie in der Gruppe vorkommen könnten.)

Hallo ihr Lieben,
ich muss mich mal kurz ausheulen! Seit einem Jahr nehme ich jetzt die Pille. Abgesehen von Schmierblutungen ging es mir damit am Anfang relativ gut. Mittlerweile sind aber viele meiner Beschwerden zurückgekehrt. Ich habe den ganzen Zyklusscheiß wieder, als würde ich gar keine Hormone einnehmen. Die Krämpfe während meiner Tage sind kaum auszuhalten und on top bin ich total depressiv.
Ich hab es wirklich so satt!

Stundenlang las ich mir die Einträge durch. Im selben Boot mit anderen Betroffenen zu sitzen, war ein ganz neues Gefühl für mich. Beruhigend und ermutigend, auch wenn mir jede einzelne Frau leidtat, die diese Qualen ertragen musste.

Liebe Endoschwestern,
ich hoffe, ihr habt einen Rat für mich. Seit der letzten Operation vor vier Monaten habe ich mehr Schmerzen als vorher. Ich weiß nicht, was ich noch tun soll?! Ich mache regelmäßig Physiotherapie gegen die Rückenschmerzen, die so heftig in die Beine ausstrahlen, dass ich an manchen Tagen kaum laufen kann. Auch meine Darmprobleme werden immer schlimmer. Ich bin kurz

vorm Verzweifeln! Gerade habe ich einen neuen Job angenommen und kann mich nicht ständig krankschreiben lassen. Habt ihr noch irgendwelche Tipps für mich?

Mir fiel schnell auf, dass einige Mädchen noch ganz am Anfang ihrer Reise standen. Ich verlinkte ihnen die Seite der Endometriose-Vereinigung Deutschland.

Info

Die Endometriose-Vereinigung Deutschland

Auf der Homepage finden Erkrankte und deren Angehörige wertvolle Informationen zur Diagnose, zu Behandlungsmöglichkeiten und Kontaktadressen von Fachärzten. Der Verein organisiert Workshops und Seminare und bietet sogar persönliche Beratung an – über Telefon oder E-Mail können Betroffene ihre Fragen in einem vertraulichen Gespräch klären. Die Ansprechpartnerinnen wie auch die Administratoren der Seite sind größtenteils selbst betroffen und bringen sich alle ehrenamtlich ein.

Es dauerte nicht lange, bis mich die ersten Mädels ansprachen: »Sag mal, bist du die Anna von *Germany's Next Top Model*?«. Zwar dachte ich schon eine ganze Weile darüber nach, mich offiziell zu meiner Krankheit zu bekennen, aber vor den Reaktionen der Mädels hatte ich trotzdem Angst. Was, wenn sie mich dann anders wahrnehmen würden – nicht mehr als eine von ihnen? Ich liebte das Wir-Gefühl und wollte unbedingt Teil der Gemeinschaft bleiben. Gleichzeitig hatte ich das Bedürfnis, aktiv zu werden. Ich war es so leid, dass kein

Mensch wusste, was es mit der Krankheit auf sich hat, und wenn ich etwas nicht mehr hören konnte, dann war das: »Endo-was?«

E-N-D-O-M-E-T-R-I-O-S-E, Leute!

Es war an der Zeit, meine Reichweite positiv zu nutzen! Wenn ich auf allen meinen Kanälen Wirbel machte, würde ich sicher viele Menschen erreichen! Die Frage war nur: Würden sich die anderen Frauen überhaupt dafür interessieren, was *ich* zu sagen hatte? An die Reaktionen der breiten Öffentlichkeit und der Presse wollte ich gar nicht erst denken. Ich sah die Negativschlagzeilen schon vor mir: GNTM-Kandidatin Anna drückt auf die Tränendrüse!

Als ich meiner Mutter von meinem Vorhaben erzählte, reagierte sie erst mal ablehnend. Sie machte sich Sorgen, dass Kunden mich als krank und schwach ansehen könnten und mich deshalb nicht mehr buchen würden. »Wenn du dich outest, musst du noch stärker sein. Das heißt dann grinsen, auch wenn es dir nicht gut geht.« Doch genau an diesem Punkt gingen unsere Meinungen auseinander. Mir war es wichtig, ein realistisches Bild von der Krankheit zu zeigen. Ich wollte echt sein, mit gutem Beispiel vorangehen und anderen Mut machen, für sich einzustehen! Im Vergleich mit anderen Ländern wie den USA, Australien und Spanien gab es in Deutschland noch viel zu wenig Aktionismus. Wenn wir zusammenhalten, können wir etwas erreichen! Tausende Stimmen kann man nicht so leicht überhören wie eine einzelne.

Mein Outing im Frühling 2017

Am 24. März 2017, ein paar Wochen vor meinem 21. Geburtstag, nahm ich dann meinen ganzen Mut zusammen. Eigentlich hätte ich zu dem Zeitpunkt noch im Krankenhaus gelegen, weil meine zweite Bauchspiegelung für den Vortag angesetzt gewesen war. Doch wegen eines Notfalls wurde diese verschoben, und so saß ich bei strahlendem

Sonnenschein in Ostfriesland im Garten und packte die Gelegenheit beim Schopf und ging auf meinen Instagramaccount:

anna.wilken
WOW! Erst mal ein dickes #DANKE für all eure lieben Nachrichten und euren Support. Gestern hätte eigentlich meine lang ersehnte OP angestanden, denn ich leide an Endometriose. 1 von 10 Frauen sind betroffen – so wie ich. Vielleicht auch du?! Mit 13 kam zum ersten Mal der Verdacht auf, mit 19 wurde die Krankheit diagnostiziert und macht seither einen sehr großen Teil meines Lebens aus – leider. Lange habe ich darüber nachgedacht: Postest du das jetzt? Erzählst du all den Leuten von deinem Lebensbegleiter, der Endometriose? Ja! Ich möchte darüber sprechen, denn viel zu wenige Menschen kennen diese Krankheit! Endometriose ist eine chronische und schmerzhafte Erkrankung, bei der sich Wucherungen außerhalb der Gebärmutter ansiedeln. Die erkrankten Frauen leiden an einer Vielzahl von Symptomen und haben oft starke Schmerzen. Vielleicht ist das nicht mein fröhlichster Post, aber es gibt eben nicht nur gute Tage im Leben, auch wenn wir alle am liebsten nur die schönen Momente auf Instagram zeigen. Wir haben auch mal schlechte Phasen, und ich will meine nicht länger verbergen. Schon allein deshalb nicht, weil ich mit anderen betroffenen Frauen und Mädchen darüber reden und die Krankheit publik machen möchte. Bereits gestern habe ich unzählige Nachrichten zum Thema #endometriose bekommen. Lasst uns darüber reden, wir Frauen halten doch zusammen! Ich freue mich sehr über Kommentare zu der Krankheit, über eure Erfahrungen! Falls euch ein Kommentar zu öffentlich ist, schreibt mir gerne eine DM bei Instagram oder eine E-Mail.
DANKE noch mal fürs Lesen und Zuhören.
KUSS ANNA

Nun war es raus! Oh Mann! War das eine gute Entscheidung gewesen, oder hatte ich einen Shitstorm zu befürchten? Im Internet muss man ja immer mit allem rechnen! Binnen weniger Stunden fluteten unzählige positive Reaktionen mein Profil. Mädchen kommentierten meinen Beitrag, sprachen mir ihre Anerkennung für meinen Mut aus und teilten ihre Geschichten mit mir.

Ich finde es sehr mutig von dir, dass du mit deiner Krankheit an die Öffentlichkeit gehst. Du gibst anderen damit das Gefühl, nicht alleine zu sein. Das tut gut! Also mach weiter so! Du bist ein großes Vorbild für viele hier!

Ich habe die Diagnose seit einer Woche. Ich finde es gut, dass du auf die Krankheit aufmerksam machst. Viele Menschen haben von Endometriose noch nicht mal etwas gehört!

Schade, dass das Thema in den Medien kaum Beachtung findet. Wenigstens bekommen wir auf solchen Plattformen die Möglichkeit, uns zu informieren und untereinander auszutauschen.

Ich war überwältigt von dem Feedback, das meinem Post zuteilwurde. Zumal sich herausstellte, dass unter meinen Followern auch betroffene Frauen waren. Diese Gemeinsamkeit schaffte besonders schnell eine Verbindung zwischen uns. Überhaupt hat Onlinekontakt eine ganz eigene Dynamik. Man schreibt sich mit nahezu völlig fremden Menschen ellenlange E-Mails hin und her, und manchmal wird es dabei sehr persönlich. Manche Kontakte hatten beinahe etwas von Seelenverwandtschaft, so ähnlich waren die Gefühle und Emotionen.

So war es auch mit Rieke. Sie schrieb mir eine E-Mail, und es kam mir gleich so vor, als würde ich sie schon ewig kennen. Recht bald tauschten wir Handynummern aus und sendeten uns minutenlange

Sprachnachrichten per WhatsApp. Sie ist mittlerweile eine gute Freundin geworden, und wenn meine Endometriose mal wieder eine neue Facette zeigt, frage ich Rieke: »Kennst du das auch ...?«

Es ist unbeschreiblich erleichternd, in ihr eine Ansprechpartnerin zu haben, die mich versteht. Das bedeutet mir die Welt! Ebenso der Austausch mit allen anderen Endoschwestern, die sich mit ihren Sorgen an mich wenden wie an eine Freundin. Ich fühle mich wirklich sehr geehrt, so viel Vertrauen geschenkt zu bekommen. Aber nicht nur die persönlichen Gespräche holen mich emotional ab. Auch die Gemeinschaft gibt mir immer wieder Kraft. Zu lesen, dass überall auf der Welt Mädchen und Frauen den »ganz normalen Endo-Wahnsinn« leben, wirkt tröstlich. Darum lasse ich meine Follower auch ganz nah an meinem Alltag mit der Endometriose teilhaben, weil ich meinen Schwestern zeigen will: Ihr seid nicht allein!

Social Media als Plattform für Aufklärungsarbeit

Über Instagram, meinen Blog oder YouTube – Infos streuen und Aufmerksamkeit provozieren kann ich auf allen Kanälen.

Auf *anna.wilken* poste ich in den Kategorien Gesundheit, Herzensangelegenheiten und Lebensfreude alles, was für meine Endosisters interessant sein könnte. Ich gebe Tipps, wo man Unterwäsche herbekommt, die nicht schmerzt – denn die Nähte an Unterhosen können echt unangenehm sein und verrate meine Geheimwaffe gegen Pickel. Wenn der Hormonhaushalt verrücktspielt, ähnelt das Gesicht schon mal einem Streuselkuchen. Auf meinem Blog teile ich Berichte über neue Therapieansätze und Studien, an denen ich selbst teilnehme, und stelle die passenden Links zu Informationen oder Produkten bereit.

Als ich vor knapp zwei Jahren die ersten Endo-Stories machte, fragte ich meine Follower ganz offen: Hat jemand von euch Lust darauf, über Endometriose zu reden? Interessiert es euch, was mir bei Regelschmerzen und Unterleibskrämpfen hilft? Es hat sich dann ganz automatisch entwickelt, dass ich in sämtlichen Lebenslagen Gesicht zeige. Schon morgens melde ich mich zu Wort – selbst dann, wenn ich total erledigt aussehe, weil ich dank der Endo mal wieder die ganze Nacht kein Auge zugemacht habe. Darüber können sich die anderen Frauen mit mir identifizieren. Wer ist schon 24 Stunden lang schön zurechtgemacht? Wir haben alle mal unreine Haut und Augenringe. Filter gibt es im echten Leben schließlich nicht!

Ich filme mich beim Kochen, weil Ernährung eine große Rolle bei der Endometriose spielt, oder lasse einfach mal Dampf ab, wenn ich mich geärgert habe. »Sorry, die Leistung übernehmen wir nicht!« #dankefürnichts, liebe Krankenkasse!

Auf solche Beiträge reagieren immer unheimlich viele meiner Follower, teilen ihre Erfahrung zu dem Thema mit mir oder fragen um Rat. Leider geht in der Flut von Zuschriften auf den Social-Media-Kanälen viel unter. Schreibt mir lieber eine E-Mail. Darüber kann ich euch viel ausführlicher antworten und übersehe nichts.

Kampagnen auf Instagram & Co.

Wie viele andere auch, nutze ich die sozialen Medien, um Kampagnen loszutreten. Die größte Endometriose-Aufklärungs-Aktion, die ich bisher auf Instagram miterlebt habe, lief ursprünglich sehr erfolgreich in Australien. Unzählige Mädchen hatten sich einer Bilderaktion angeschlossen, die eine junge Frau gestartet hatte. Im März 2018 kam ich dann auf die Idee, die gleiche Kampagne auch hier in Deutschland anzustoßen. Ich habe ein Foto von mir hochgeladen, auf dem ich ein Schild in der Hand halte. »1 in 10« steht darauf und bedeutet: eine von zehn

Frauen hat Endometriose. Dieser Post hat von allen meinen Beiträgen, die größte Reichweite erzielt, obwohl das Foto eigentlich total unspektakulär ist – ich vor einer weißen Wand mit einem Zettel in der Hand. Ich hätte nie erwartet, dass so viele Leute ein Schild wahrnehmen und war total gerührt, wie viele Mädels selbst Fotos von sich gemacht haben.

Aber auch andere Instagramerinnen lassen sich tolle Aktionen einfallen. Dabei findet jede so ihr Thema. Manche sind eher der organisatorische Typ, planen Treffen, um Gleichgesinnte zusammenzubringen und den Gemeinschaftssinn zu stärken, andere werden auf kreative Weise aktiv.

Rose (@mlme8245) beispielsweise hat eine Bücherkette ins Leben gerufen. Auf dem Postweg wird ein Poesiealbum von einer Endosister an die nächste weitergereicht. Jede kann sich darin verewigen. Auch Fachliteratur wechselt auf diese Weise ständig ihren Besitzer. Eine ihrer coolsten Aktionen war der Aufruf zu »the invisible faces«. Denn ein großes Thema bei Endometriose ist, dass man den meisten Frauen die Erkrankung nicht ansieht. Die Kernfrage der Aktion war: Was bedeutet Endometriose für mich? Viele Mädchen ließen sich dafür mit ihrem ganz persönlichen Schlagwort ablichten, wie zum Beispiel mit #Kämpferin, #Machtlosigkeit, #Lebensumstellung. Rose hat aus all den Bildern ein emotionales Video zusammengeschnitten.

Wen ich auch unglaublich inspirierend finde, ist @femitale.label. Der Fokus der jungen Österreicherin liegt auf Spiritualität. Sie hat ein ganz tolles E-Book herausgebracht. Es heißt *Happy Period* und enthält Yogaübungen und kleine Lebensweisheiten.

Ich könnte jetzt unendlich lange so weitermachen, unzählige meiner Lieblingsaccounts nennen, aber das würde den Rahmen sprengen.

Hier ein paar meiner Lieblingsprofile:
@femitale.label
@mlme8246
@allaboutchrissi

@tiki_wahine
@martina_liel
@susiwurmi
@jmariia97
@phuck_yo
@meine_endometriose_und_ich
@peggygreschuchna
@kleinistmeinname

Statements setzen mit Merchandiseartikeln

Meine Favoriten sind Jutetaschen, bedruckt mit der gelben Endo-
metrioseschleife und verschiedenen Slogans, wie *Endometriosis
Warrior* oder *Empower to End Endo*. Blöderweise musste ich alle meine
Artikel lange Zeit aus den USA importieren. Das dauerte ewig, und
der Versand war extrem teuer. Darum schlich sich das Hirngespinst
in meinen Kopf, selbst etwas zu entwerfen, das bequem und günstig
innerhalb Deutschland erhältlich ist – einen Pulli, um genau zu sein.

Das war wieder eine typische Anna-Aktion: Ich hatte keinen
Schimmer, wie die Nummer ankommen würde, null Fähigkeiten im
Designbereich, zero Ahnung von Produktion, aber wollte unbedingt
alles selbst machen! Zum Glück stehen mir meine Freunde und meine
Familie immer mit Rat und Tat zur Seite. Im Brainstorming mit einem
guten Freund, der unsere Ideen auf den Bildschirm brachte, überlegte
ich, welche Elemente mir wichtig waren. #endometriose sollte drauf-
stehen, unterlegt in der Endofarbe gelb; #endosisters, um unsere Gemeinschaft wertzuschätzen; und eine Message. Ich entschied mich
bewusst, für einen Slogan der Neugier weckt: »*Hört uns zu!*« Das soll
so viel bedeuten wie: Spielt unsere Krankheit nicht herunter!

Mit den Rohlingen saß ich später in der Küche auf dem Boden und verteilte sie auf den Pullovern, die ich vorher bestellt hatte, um zu sehen, welche Variante am besten wirkte. Meine Mutter war per FaceTime zugeschaltet und konnte so ihre Meinung live dazu äußern.

Von einer Bloggerin erhielt ich letztendlich noch den perfekten Tipp, um die Pullis produzieren zu lassen, denn ich wollte unbedingt einen Hersteller beauftragen, der mich individuell berät.

Die Pullis – in schwarz und in grau – kamen super an, und die Aktion hat mich darin bestätigt, dass es Sinn macht, Zeichen zu setzen und mit gutem Beispiel voranzugehen. Ich entdeckte daraufhin noch andere selbstkreierte Produkte. Eine junge Frau, die ich aus Instagram kenne, @susiwurmi, stellte kleine Ansteckbuttons her und verloste diese in Gewinnspielen.

Es ist ganz egal, wie groß die Reichweite eines Profils ist. Jede Person, die wir erreichen und die dadurch ein Fragezeichen weniger im Kopf hat, wenn sie das Wort »Endometriose« hört, ist ein Erfolg für uns und unsere Aufklärungsarbeit.

Wenn gar nichts mehr geht, hilft es manchmal, zusammen zu lachen. Dem Schicksal mit Sarkasmus in den Hintern zu treten, statt es in Tränen zu ertränken.

»Du siehst ja gar nicht krank aus.« – »Wäre ja auch noch schöner, wenn ich zu meiner chronischen Erkrankung auch noch scheiße aussehen würde.«

Wir haben die Extrascheiße,
also kriegen wir auch
die Extrawurst!

And the award for acting
normal while pain goes to ...

Endo-Squats: Wenn man aufgrund
von Schmerz kurz in die Knie geht
und dann wieder aufsteht.

Ab mit Frieda ins Erziehungscamp

Heulend saß ich im Badezimmer, hier erreichte mich die Stärke der Gemeinschaft nicht mehr. Auf diesen eineinhalb Quadratmetern Frottierteppich war ich allein mit meinen Krämpfen, den Depressionen und der Frage: So soll ich mein ganzes Leben verbringen? Schmerzmittel schon zum Frühstück und hinterher noch ein paar Hormone schlucken?

Ich fühlte mich wie verseucht von den Medikamenten, die ich seit Jahren einnahm. Das Zeug kontrollierte schließlich nicht nur meinen Zyklus, es dämpfte auch meine Stimmung, drosselte meine Lust. Meine Libido war im Keller. Das verunsicherte mich oft. Reicht meinem Freund, was ich ihm geben kann? Stellt er seine Bedürfnisse zurück, weil er mir nicht zusätzlich wehtun will?

Natürlich konnte ich nicht alle Baustellen in meinem Leben und alle schlechten Gefühle auf die »bösen« Hormone schieben, aber dass Depressionen und sexuelle Unlust bekannte Nebenwirkungen der Pille sind, liest man ja auf jedem Beipackzettel.

> **Lily S., 23 Jahre:**
> Ich habe weder die Pille noch den NuvaRing® gut vertragen, ich bekam davon heftige Migräne.

Endlich weg von den Hormonen

Beim nächsten Vorsorgetermin in Ostfriesland sprach ich meinen Gynäkologen an: »Was halten Sie davon, wenn ich die Hormone absetze?« Schon sein Blick verriet mir alles: Nichts hielt er davon! Und er erklärte mir auch warum: »Die Wahrscheinlichkeit ist hoch, dass neue Endometrioseherde wachsen, wenn Ihr Zyklus nicht mehr reguliert wird. Außerdem werden sich Ihre Beschwerden während der Periode massiv verstärken, das muss Ihnen klar sein, Frau Wilken. Ich rate Ihnen dringend davon ab.«

Uff! Genau das hatte ich erwartet. Aber so leicht wollte ich mich nicht geschlagen geben. Ich war felsenfest davon überzeugt, dass es mir ohne die Pille besser gehen würde. Und wenn ich dabei blutete, als hätte mein letztes Stündlein geschlagen, dann würde ich das in Kauf nehmen. Alles war besser, als in diesem Deprilloch zu verkümmern!

Ich sprach noch lange mit dem Arzt, erklärte ihm genau, was in mir vorging, wie mein Leben derzeit aussah. Ich ging ja kaum noch vor die Tür. Also gab er meinem Wunsch irgendwann nach, aber nur unter der Bedingung, dass er mich strengstens im Auge behalten dürfte.

Zum ersten Mal seit Ewigkeiten verließ ich eine Frauenarztpraxis ohne Rezept in der Hand – ein Wahnsinnsgefühl! Irgendwie. Ein bisschen mulmig war mir aber auch, wenn ich an die nächsten Tage dachte. Wann ich wohl meine Periode bekäme?

Es dauerte genau vier Tage. Unsagbare Unterleibskrämpfe weckten mich früh am Morgen. Das Bettlaken war mal wieder in Blut getränkt. Gut, dass der Doc mich vorgewarnt hatte. In der Hölle konnte es kaum schlimmer sein! *Okay, ohne Hormone ist eine Sache, aber ohne Schmerzmittel – no way!* Rom wurde ja auch nicht an einem Tag erbaut! Ich schluckte eine Ibuprofen® und eine Buscopan® und erreichte damit ein erträgliches Level. Doch allem voran war es meine Einstellung, die mich über den Tag trug. Mein Kopf hat extreme Macht über mich, und mein Glaube an diese Sache hätte Berge versetzen können. Ich wusste, wofür ich mir die Qualen antat: für meinen Seelenfrieden.

Und weil ein Küstenkind wie ich am Meer wunderbar abschalten kann, nahm ich noch am selben Tag die erste Fähre nach Spiekeroog. Gegen die Reling gelehnt, den rauen Wind in den Haaren, wusch die

See meine Gedanken rein. Ganz nah an mein Herz gepackt, trug ich außerdem meinen Welpen Oskar, eingewickelt in meine Jacke. Die Wärme seines kleinen Körpers und seine Atmung an meiner Brust zu spüren, beruhigte mich zusätzlich. Genauso hatte ich mir das vorgestellt, als ich mich vor ein paar Wochen in den schneeweißen Zwergspitz mit den kugelrunden schwarzen Augen verliebte – einen Gefährten in ihm zu finden, ein liebes Wesen, das mir Ablenkung und Freund zugleich ist.

Mit jedem Meter, den wir uns vom Festland entfernten, ließ ich auch ein Stück Ballast zurück. Zum ersten Mal seit Monaten hatte ich das Gefühl, wieder atmen zu können! Schon jetzt war mir klar, dass ich die richtige Entscheidung für mich getroffen hatte.

Den Tag bei meiner Freundin auf der Insel zu verbringen, lange Spaziergänge mit Oskar am Strand zu machen, war der perfekte Übergang in mein neues Leben. Ab jetzt würde sich einiges ändern! Ich spürte Hoffnung!

Am Abend zu Hause bei meinen Eltern erwartete mich Sargis schon. Wir machten noch zwei Wochen Urlaub in meiner Heimat, und auch er merkte schnell, dass es mir besser ging. Ich war unternehmungslustig wie lange nicht mehr – und ja, was soll ich sagen? Meine Libido erwachte langsam aus ihrem Winterschlaf.

Endlich wieder schöne Gefühle zu empfinden, bedeutete für mich so viel mehr Lebensqualität. Daraus zog ich Motivation für neue berufliche Projekte und Energie, um Freundschaften zu pflegen. Adieu Selbstmitleid, hallo Leben!

Ach so, und hallo Pickel! Das Einzige, was mir tatsächlich abging, seit ich keine Hormone mehr zu mir nahm, war ein makelloses Hautbild. Täglich Make-up zu benutzen, nervte mich. Am liebsten bin ich nämlich ungeschminkt. Aber wenn ich mich entscheiden muss, dann lebe ich lieber mit unreiner Haut als einer verkorksten Seele. Denn mit einer stabilen Psyche ließen sich die anderen Endometriosebeschwerden besser aushalten.

Die Krämpfe, speziell während der Periode, waren wirklich extrem viel stärker geworden, und es war natürlich keine Maßnahme, noch mehr Schmerzmittel einzunehmen. Schließlich wollte ich auf lange Sicht weg von dem ganzen Chemieschrott und lieber anderweitig Schmerzlinderung erreichen. Beckenbodengymnastik, Massagen – ich hatte zwar schon vieles aufgeschnappt, aber bisher nur Yoga und Akkupunktur ausprobiert.

Einige meiner Endosisters waren mir da deutlich voraus. In der Facebook-Gruppe redeten manche sogar von Reha. Davon hatte ich noch nie etwas gehört. Wer denkt schon mit einundzwanzig über eine Kur nach? Und wie stellt man das überhaupt an? Was muss beim Ausfüllen beachtet werden, und an wen muss man sich wenden?

Wie beantragt man eine Reha?

Weil ich absolut keinen Schimmer hatte, was zu tun war, sprach ich bei nächster Gelegenheit meinen Gynäkologen an. Seit ich die Hormone abgesetzt hatte, ließ ich mich ja regelmäßig dort blicken. Er fand die Idee super, meinem Körper drei Wochen Ruhe zu gönnen. Abgesehen davon könnte ich sämtliche Behandlungsmethoden ausprobieren, mit denen ich bisher noch nicht in Berührung gekommen war.

Wir setzten uns also gemeinsam an das sogenannte Muster 61, so nennt sich der Antrag. Zusätzlich muss der Arzt ein Begleitschreiben verfassen. Das ist etwas aufwendiger und geht euch in der Regel einige Tage später per Post zu. Es sollte folgende Punkte enthalten:

- ✓ den gesamte Krankheitsverlauf, inklusive aller Symptome
- ✓ sämtliche Therapiemaßnahmen, die bereits ergriffen wurden und gegebenenfalls keine Linderung verschafft haben
- ✓ sonstige Beschwerden, die nicht im Zusammenhang mit der Endometriose stehen. Solche Informationen untermauern die Notwendigkeit physiotherapeutischer Maßnahmen und sollten

unbedingt angegeben werden. In meinem Fall erwähnten wir zum Beispiel, dass ich Probleme mit der Lendenwirbelsäule habe.

Die passende Rehaklinik finden

Die erste Hürde war geschafft! Jetzt musste ich nur noch meine Wunschklinik finden. Google sei Dank fand ich schnell, wonach ich suchte. Ich klickte mich durch die einzelnen Homepages und studierte das umfangreiche Angebot. Wie sollte man sich da entscheiden?

Ich wusste von einigen Frauen aus der Facebook-Gruppe, dass sie nach einer Operation als Anschlussheilbehandlung eine Reha absolviert hatten. Also fragte ich nach einer Empfehlung. Doch wo viele Menschen zusammenkommen, gehen die Meinungen auch auseinander. Ergo: Was eine Patientin super fand, lobte die nächste eher mäßig und umgekehrt. Wohlbefinden ist eben individuell. Grundsätzlich bieten alle Kliniken ein ähnliches Therapiekonzept.

 Info

Behandlungsangebot in Rehakliniken

- Intensive gynäkologische Beratung und fachärztliche Untersuchungen
- Medikamentöse Therapieempfehlungen
  - o Hormoneinstellung
  - o Schmerztherapie
  - o Wundbehandlung
- Physiotherapeutische Maßnahmen
  - o Beckenbodengymnastik
  - o Rückenschule

- o Wassergymnastik
- o Kraft- und Fitnesstraining
- o Fußreflexzonenmassage
- o medizinische Teil- und Vollbäder
- Entspannungstherapie
  - o autogenes Training
  - o Yoga
  - o Qigong
- Ergotherapeutische Maßnahmen
  - o Kunst- und Gestaltungstherapie
    - ▪ meditatives Malen
    - ▪ Tanztherapie
    - ▪ Töpfern
- Kraniosakrale Therapie/Osteopathie
- Psychologische Therapie
  - o Einzel- bzw. Paargespräche
  - o Gesprächsgruppen mit den Themenschwerpunkten:
    - ▪ meine Ressourcen, meine Grenzen
    - ▪ unerfüllter Kinderwunsch
    - ▪ Umgang mit Schmerzen/Beschwerden
    - ▪ eigene Bedürfnisse und soziales Umfeld
    - ▪ Partnerschaft und Sexualität
  - o Seminare zur Stressbewältigung
  - o Schlafseminar
- Endometriose-spezifische Ernährungsberatung und Lehrküche
- Sozialrechtliche Beratung
  - o Hilfestellung bei der Beantragung eines Schwerbehindertenausweises
  - o Arbeitsplatzberatung
  - o Information über Selbsthilfegruppen
  - o Beratung im Bereich Kinderwunschtherapie

Das Ziel eines Rehaaufenthaltes ist die körperliche und seelische Stabilisierung der Patientinnen, um die Lebensqualität zu fördern. Derzeit gibt es fünf Rehabilitationskliniken, die zertifiziert sind:

1. Eisenmoorbad Bad Schmiedeberg

 Das Behandlungskonzept der Rehaklinik basiert auf einer Kleingruppentherapie. Die Patientinnen absolvieren stets gemeinsam das gesamte Therapieprogramm. Das Rehazentrum ist neben Kohlensäurebädern, Moorbädern und Moorpackungen vor allem für intravaginale Mooranwendungen bekannt.

2. AMEOS Reha Klinikum Ratzeburg

 Das Therapieprogramm konzentriert sich gleichermaßen auf die körperliche wie auch seelische Stabilisierung der Patientinnen und unterstützt sie bei der Schmerz- und Krankheitsbewältigung. Die Klinik liegt im wunderschönen Naturpark Lauenburgische Seen und bietet den Rehabilitanden eine vertrauensvolle Atmosphäre, um Gespräche über Partnerschaft, Sexualität und ungewollte Kinderlosigkeit zu führen.

3. ASKLEPIOS Klinik am Kurpark Bad Schwartau

 Durch ein ganzheitliches, medizinisches und psychosozial orientiertes Therapiekonzept bekommen die Patientinnen Hilfestellung bei der Krankheitsverarbeitung, der Erhaltung und Wiedererlangung ihrer Selbstständigkeit in den häuslichen Bereichen und die Wiedereingliederung in das Arbeitsleben.

4. MEDIAN Klinik Schlangenbad

 Frauen unter Frauen. In der gynäkologischen Abteilung der Klinik sind nur Frauen untergebracht. Mit einem eigenen Wohnzimmer, das den Patientinnen einen Ort für den Austausch untereinander geben soll, legt die Klinik besonderes Augenmerk auf einen geschützten Rahmen für die Frauen, damit sensible Themen wie das veränderte Körpergefühl nach einer Operation, Sexualität und Partnerschaft in vertrauensvoller Atmosphäre besprochen werden können. Das Rehazentrum verfügt über einige Besonderheiten wie beispielsweise eine hauseigene Kältekammer und bietet Hydro-Jet-Massage an.

5. Endometriosezentrum Rehakliniken Bad Waldsee

 Die moderne Rehaklinik bei der Therme (mit Elisabethen- und Mayenbad) bietet medizinisch-therapeutische Kompetenz in angenehmem Ambiente und den großen Vorteil »alles unter einem Dach« zu haben: Unterkunft, Arztbereich, Diagnostik, Therapie, Fitness und Thermalbad. Auch für Begleitpersonen stehen buchbare Unterkünfte und Leistungen zur Wahl.

 Mein Tipp

 Über die Endometriose-Vereinigung Deutschland könnt ihr die Infoflyer der einzelnen Häuser anfordern.

Welche Klinik für mich infrage kam, stand schnell fest, nachdem ich erst mal alle Standorte auf Google Maps lokalisiert hatte. Natürlich die, die meiner Heimat am nächsten lag. Okay, ein Katzensprung ist es nicht gerade von Ratzeburg nach Ostfriesland, aber: Im Norden fühle ich mich nun mal heimisch, und die Kleinstadt liegt nur knappe fünfzig Kilometer vom Timmendorfer Strand entfernt. Das würde es mir einfacher machen, mich auf die Reha einzulassen. Ich hatte nämlich großen Respekt vor einigen Dingen, die mich dort erwarteten. Jeden Tag therapeutische Gespräche – die Vorstellung, mich so intensiv mit mir auseinanderzusetzen, machte mir Angst. Ich wollte eigentlich gar nicht alles wiederkäuen, was ich durchgemacht hatte.

Mit gemischten Gefühlen brachte ich meine Unterlagen schließlich zur Post. *Durchatmen Anna, du hast ja noch Zeit, dich an den Gedanken zu gewöhnen!*

Angeblich dauert die Prüfung eine Weile – die Mädels aus Facebook sprachen von wochenlangem Warten. Ihr könnt euch vorstellen, wie überrascht ich war, als ich gerade mal ein paar Tage später meine Krankenkasse anrief, um zu checken, ob meine Unterlagen angekommen waren und von der Dame am Telefon erfuhr:

»Ihr Rehaaufenthalt wurde bewilligt, Frau Wilken!«

Äh, okay?! Das ging schnell!

»In drei Wochen haben sie schon einen Platz im AMEOS Klinikum.«

So bald schon? Spinnen die?

Ich war total überrumpelt. Mit einer knappen Verabschiedung beendete ich das Telefonat, in meinem Kopf die Wörter »AMEOS Klinikum« wie eine blinkende Leuchtreklame. Auf einmal stieg Panik in mir auf. Krankenhausfeeling, Ärzte – was hatte ich mir nur dabei gedacht? Also, wenn ich mir das recht überlegte, das Ganze war eine Schnapsidee!

Ich öffnete Google und gab den Namen der Klinik ein. Nervös überflog ich das Suchergebnis. *Telefonnummer? Telefonnummer? Ah,*

Telefonnummer! Ich tippte sie an, und schon klingelte es in Ratzeburg. Eine Damenstimme beantwortete meinen Anruf, und ich fiel gleich mit der Tür ins Haus: »Schönen guten Tag, mein Name ist Anna Wilken. Ich möchte meinen Rehaaufenthalt absagen!« Innerlich war ich schon auf Konfrontation eingestellt, denn sicher würde die Frau versuchen, auf mich einzureden. Doch zu meiner Überraschung tat sie das nicht. »Ist in Ordnung, Frau Wilken. Sie müssen nur wissen, dass wir Ihnen den Platz nicht freihalten können.« *Kein Problem, ich will ihn ja auch nicht!* Erleichtert legte ich auf.

Doch so richtig zufrieden war ich dennoch nicht. Mir war schon bewusst, dass die Aktion total kindisch war. Meine Mutter war zu Recht *on fire*, als ich ihr anschließend davon erzählte. »Anna, du musst das jetzt durchziehen!«, forderte sie und blieb damit nicht die Einzige, die auf mich einredete. Sargis, mein Management, einen nach dem andern hatte ich an der Strippe und alle waren sich einig: »Ruf dort an, und mach deine Absage rückgängig!«

Ist ja gut, Leute! Mir sind einfach die Sicherungen durchgebrannt! Wenn ich Schiss kriege, werde ich bockig. Aber irgendwann komme ich auch wieder zur Vernunft. Also schnappte ich mir erneut mein Telefon und hört, hört: Mein Platz war noch frei! Alles noch mal gut gegangen!

Blasenspiegelung im Juli 2017

Bevor es für mich nach Ratzeburg ging, stand allerdings noch ein anderes Reiseziel auf meiner Agenda: Wittmund. Dort sollte meine Blase untersucht werden. Man mag es kaum glauben, aber obwohl ich Stammgast bei sämtlichen Ärzten war, war bisher nicht aufgeklärt worden, woher die Schmerzen beim Wasserlassen tatsächlich kamen und wieso meine Blase keine »Pipi-Meldung« an mein Hirn gibt, bis sie kurz vorm Platzen steht. Deshalb verdonnerte mich der Urologe dazu, meine Ein- und Ausfuhr zu überwachen. Daran lässt sich in der Regel eine Reizblase erkennen. Ein Notizblock und ein Messbecher waren für eine Woche meine treuen Begleiter.

Herausgekommen war anhand des Protokolls leider nichts, außer dass die Leute es widerlich finden, wenn man mit einem Messbecher auf öffentliche Toiletten spaziert. Eine Reizblase schloss mein Arzt also aus. Damit kamen zwei weitere Möglichkeiten in Betracht: Eine Zystitis, zu Deutsch eine Harnblasenentzündung, oder Endometrioseherde innerhalb der Blase. Um das untersuchen zu können, war eine Blasenspieglung nötig. Wie ihr euch vorstellen könnt, bin ich nicht gerade in Jubelgesänge ausgebrochen, als ich das hörte!

Wenigstens wurde dieser Eingriff ambulant durchgeführt, und ich musste dafür nicht auch noch im Krankenhaus rumhängen. Die urologische Praxis in Wittmund und das Team waren mir schon vertraut, weshalb ich nicht ganz so ängstlich war wie sonst. Außerdem wusste ich ja, dass ich von der ganzen Nummer nichts mitbekommen würde – einmal Vollnarkose bitte und dann: Nach mir die Sintflut! Ich wollte auf keinen Fall geistig anwesend sein, während mir der Arzt einen Schlauch in die Harnröhre und die Blase schob.

Info

Was passiert bei einer Blasenspiegelung?
Zuerst wird die Harnröhrenöffnung desinfiziert. Dann bringt der Arzt ein örtlich betäubendes Gleitmittel in die Harnröhre ein. Das Zystoskop wird langsam über die Harnröhre in die Harnblase geschoben. Diese wird dann mit einer Spüllösung gefüllt. Dadurch entfaltet sich die Harnblase, und der Arzt kann die Schleimhaut inspizieren. Sollen Gewebeproben entnommen werden, führt der Urologe über den Arbeitskanal des Zystoskops

weitere Instrumente ein. Die eigentliche Blasenspiegelung dauert nur wenige Minuten und wird standardmäßig unter örtlicher Betäubung gemacht. Auf Wunsch der Patientin kann die Untersuchung auch unter Narkose stattfinden.

Dreißig Minuten später war meine Untersuchung schon vorbei, und meine Mutter, die wie immer zum Händchenhalten dabei war, saß an meinem Bett, als ich zu mir kam. Trotz der Vollnarkose fühlte ich mich besser als nach den Bauchspiegelungen, und der Arzt gab Entwarnung: keine Endometrioseherde in der Blase. Für weitere Untersuchungen hatte er dennoch Gewebeproben entnommen. Allerdings brachten auch diese keine neuen Erkenntnisse, wie ich im Nachsorgetermin erfuhr.

Da standen wir also wieder und hatten keine wasserdichte Diagnose, bloß eine Handvoll Theorien: Sitzen eventuell Vernarbungen im Douglasraum, die auf die Blase drücken? Oder liegt die Ursache vielleicht sogar ein paar Etagen höher – in meinem Kopf?

Der Rehaaufenthalt

Am 9. August 2017, schon früh am Morgen, stand mein persönlicher Chauffeur vor der Tür – mein Vater. Mit einem Sack voll Aufregung im Gepäck ging es für uns dreihundert Kilometer von Ostriesland über Bremen und Hamburg nach Schleswig-Holstein. *Roadtrip, baby!* Laute Musik, tiefsinnige Gespräche – so hatte sich mein Vater das wohl vorgestellt. Doch alles, was es von mir auf die Ohren gab, war Gemecker. Ich war angespannt und zickig. Und weil meine Mutter geahnt hatte, dass das so kommen würde, hatte sie mir eine Überraschung vorbereitet: ein Survival-Kit für die Reha. Die ganze Familie und auch die engsten Freunde hatten mir motivierende Grußkarten geschrieben. Für jeden Tag war eine kleine Botschaft vorgesehen – der einzige Lichtblick wie ich gerade fand. Denn Autobahnschild um Autobahnschild, das wir hinter uns ließen, wurde ich nervöser. *Hoffentlich waren dort alle nett und die Zimmer sehen nicht aus wie im Krankenhaus!* Den Blick aus dem Fenster gerichtet war ich den größten Teil der Strecke in Gedanken versunken. Erst als wir die Ausfahrt nahmen und sich das Landschaftsbild veränderte, fand meine Aufmerksamkeit zurück ins Hier und Jetzt.

Rechts und links waren wir von Seen umgeben. Über einen Damm erreichten wir die Stadt, die wie eine Insel im Wasser liegt. Schon von Weitem konnte ich die grünen Dächer des Doms sehen. Die vielen kleinen Boote, die die Uferpromenade säumten, gaben dem Städtchen etwas Malerisches. Ich öffnete die Fensterscheibe, um die Sommerluft ins Auto zu lassen, und war mit einem Mal zuversichtlich. *Das wird vielleicht gar nicht so schlecht!*

Gut, ich bin kein riesen Freund von Krankenhäusern, aber was ich vom Parkplatz aus sah, war schon okay. Die Klinik wirkte modern und weitläufig. In erster Linie spielen ja »die inneren Werte« eine Rolle. Alles, was ich wollte, war, endlich Frieden mit meiner Krankheit zu schließen, meine Beschwerden zu lindern und sie kontrollieren zu lernen. Und dafür brauchte es Menschen wie sie: Die herzliche Dame am Empfang, die mir das Gefühl gab, dass ich allein schon deshalb auf einem guten Weg war, weil ich überhaupt einen Fuß in diese Klinik setzte. Ihr aufrichtiges Lachen strahlte so viel Wärme aus. In aller Ausführlichkeit erklärte sie mir, was ich für den Anfang wissen musste: Wo sich die Spints befanden, in denen täglich das Anwendungsprogramm hinterlegt war, und was für mich heute noch anstand. Dann überreichte sie mir die Schlüssel, und mein Vater und ich machten uns auf den Weg zu meinem Zimmer.

Schon auf dem Flur traf ich das erste bekannte Gesicht. Eine von zwei Frauen, die ich aus der Facebook-Gruppe kannte und die zeitgleich mit mir hier waren. Wir umarmten uns zur Begrüßung, und sie verriet mir, in welcher Ecke des Speisesaals ich sie heute Abend finden würde. Von Anfang an Verbündete zu haben war ein beruhigendes Gefühl.

Kaum hatte ich die Zimmertür geöffnet, machte sich gleich die Ernüchterung in mir breit: Das Zimmer war funktionell, kahl und klein, aber immerhin sauber. Doch so würde das nichts werden mit dem Wohlfühlfaktor! Hier musste dringend Farbe rein, ein paar Blumen vielleicht! Mal sehen, wo es hier einen Blumenladen gab. Ein Griff in meine Handtasche, das Handy raus und ... wie Sie sehen, sehen Sie nichts! Kein Netz! Das ist nicht deren Ernst! Wollen die mich umbringen? Ich machte einen Schritt zum Fenster, und ein mickriger Empfangsbalken erschien auf meinem Handydisplay. Mein Vater lachte sich schlapp. »Wenigstens bist du hier in guten Händen, falls du Entzugserscheinungen bekommst.«

»Lustig, Papa!«, schnappte ich, musste aber dabei grinsen. Er hatte ja recht! Schließlich war ich nicht zum Posten und Bloggen hier. Also schnappte ich meine Tasche, und wir machten uns ganz altmodisch auf den Weg zum Blumenladen – per Wegbeschreibung, die uns die nette Dame vom Empfang gab.

Ein Strauß Schnittblumen und eine Lavendelpflanze später war das Zimmer dann schon gar nicht mehr so übel. Dafür war Abschied nehmen von meinem Vater angesagt. Für mich stand nämlich schon die erste Untersuchung an. Ein Kloß bildete sich in meinem Hals – der ganze Tag war ein Wechselbad der Gefühle.

Aufnahmeuntersuchung in der Rehaklinik

Wiegen, Blutabnehmen, Blutdruckmessen – nach dem klassischen Check durfte ich zum Gespräch zur Chefärztin. Ich spulte meine Krankengeschichte ab wie einen Klatschreim. Der Fokus der Ärztin lag allerding auf einem ganz anderen Schwerpunkt: »Was mich vor allem interessiert, Frau Wilken: Welche Schmerzen wollen Sie lindern? Und was erwarteten Sie sich von Ihrem Aufenthalt insgesamt?«

Die Unterleibskrämpfe in den Griff zu bekommen stand ganz oben auf meiner Wunschliste. Mir ging es aber ganz grundsätzlich darum, meinen Körper besser kennenzulernen. Ich wollte die Zeit hier nutzen, um meiner Gesundheit den Platz einzuräumen, den sie in meinem Alltag oft nicht bekommt.

Natürlich fand im Rahmen der Aufnahmeuntersuchung auch eine gynäkologische Untersuchung statt. Die sind bei mir ja immer besonders schmerzhaft. Speziell der vaginale Ultraschall ist äußerst unangenehm.

»In den nächsten Wochen hier bei uns werden Sie sich viel mit ihrem Beckenboden beschäftigen. Wir werden Ihnen Entspannungstechniken beibringen, und Sie werden lernen, weniger zu verkrampfen. Das hilft Ihnen sicher auch in Momenten wie diesem.« Und genau auf das Wort war die Untersuchung vorbei, und wir setzten uns wieder an ihrem Schreibtisch zusammen, um meinen Therapieplan besprechen.

Auswahl der Anwendungen

Was mich am meisten überraschte, war, dass ich mir einige Anwendungen selbst zusammenstellen durfte. Diese Gelegenheit nutzte ich gleich, um Wassergymnastik und sämtliche Bäder abzuwählen. Ich bin nämlich absolut keine Wasserratte! Physiotherapie außerhalb des Schwimmbeckens war mir deutlich lieber – Fußreflexzonen- und Bindegewebsmassagen sind eher mein Ding.

Im Bereich der Entspannungsverfahren hatte ich die Auswahl zwischen progressiver Muskelentspannung und autogenem Training.

Info

Bei **progressiver Muskelentspannung** (PMR) nach Edmund Jacobson handelt es sich um ein Entspannungsverfahren, bei dem durch die willentliche und bewusste An- und Entspannung bestimmter Muskelgruppen ein Zustand tiefer Entspannung des ganzen Körpers erreicht werden soll.

Autogenes Training benutzt formelhafte Redewendungen, die dem Unterbewusstsein helfen, an etwas zu glauben. Diesen Prozess nennt man Autosuggestion.

Bei einem Kopfmensch wie mir funktioniert autogenes Training sehr gut. Damit kam ich schon als Kind in Berührung – mithilfe von Fantasiereisen fand ich besser in den Schlaf.

Entspannung ist sowieso ein wichtiger Schlüssel zur Schmerzlinderung. Darum werden auch ergotherapeutische Maßnahmen so gern eingesetzt. Ich suchte mir Töpfern und Tanzen aus. Tanzen macht mich glücklich. Dabei fühle ich mich frei, und es macht einfach nur Spaß. Was ich außerdem schon immer mal ausprobieren wollte, war die Klangschalentherapie.

Ich merkte schon jetzt, langweilig würde es mir hier nicht werden. Bis ich alles mit der Ärztin besprochen hatte, blieb kaum noch Zeit bis zum Abendessen.

 Info

Klangschalentherapie

Die Töne und Vibrationen haben einen positiven Effekt auf den Körper. Die Durchblutung wird stimuliert, Selbstheilungskräfte und Stressabbau werden gefördert. Auf seelischer Ebene kann durch die sanften Schwingungen eine tiefe Entspannung eintreten. Insgesamt wirken die Klänge harmonisierend und beruhigend.

Erstes Zusammentreffen mit den Endosisters

Auf dem Weg in den Speisesaal war ich ziemlich nervös. Als Neue dazuzustoßen, ließ mich ungewohnt schüchtern werden. Schon den ganzen Tag hatte ich mich wegen dieses Moments verrückt gemacht. Die vielen Gerüche, die sich im Essensraum mischten, schlugen mir jetzt noch zusätzlich auf den Magen. Meine Blicke flogen über die Köpfe der anderen Rehabilitanden hinweg in die Ecke, in der wir Endometriosepatientinnen untergebracht waren. Ich erblickte die Frau von mittags und auch die andere Bekannte aus der Facebook-Gruppe und ging zu ihnen hinüber. Die beiden stellten mich gleich den Endoschwestern vor, und noch bevor ich überhaupt richtig Platz genommen hatte, war die Unterhaltung schon im Gange.

»Deine wievielte Bauchspiegelung hat dich hergeführt?«

»Seit wann hast du die Diagnose?«

Fragen über Fragen, die quer über die Tische flogen, Tipps und Erfahrungen, die Retour kamen – wie das eben so ist, wenn Gleichgesinnte aufeinandertreffen. Ich war so vertieft in die Gespräche, ich achtete nicht mal darauf, worin ich überhaupt rumstocherte, und dabei ist mir das Essen ja immer besonders wichtig – Salat, wie ich dann feststellte, zum Abendbrot gab es kalt. Da konnte zumindest nicht viel schiefgehen!

Die anderen verabredeten sich im Anschluss noch zu einem gemeinsamen Spaziergang, aber ich fühlte mich wie erschlagen von all den Eindrücken, die ich über den Tag gesammelt hatte. Ich wollte einfach nur ins Bett.

Zu meiner Überraschung dauerte es ausnahmsweise nicht lange, bis mir die Augen zufielen.

Mein erster Tag in der Rehaklinik

Schon um sieben Uhr klingelte am nächsten Morgen mein Wecker. Ich hatte geschlafen wie ein Baby! Drei Minuten drehte ich mich noch mal genüsslich herum, dann setzte ich mich im Bett auf und nahm zuerst das Survival-Kit von Mama zur Hand. Endlich durfte ich eine Karte lesen:

Meine kleine Süße,

nun ist es so weit: Deine Kur geht los! Ich bin sehr stolz auf dich und wünsche dir, dass alles so läuft, wie du es dir erhoffst.
Versuche, dich treiben zu lassen, und genieße die Zeit.
In Gedanken sind wir ganz nah bei dir!
Natürlich passen wir gut auf deinen kleinen Oskar auf!
Ich hoffe, diese Karten tragen dich durch die nächsten Wochen.

Ich liebe dich,
deine Mama

Als ich bei der letzten Zeile angekommen war, rollte ein Tränchen meine Wange hinab. Die liebevollen Worte meine Mutter rührten mich und ließen sie mich einen Moment lang schrecklich vermissen. Doch ein Blick auf die Uhr verriet mir, dass keine Zeit zum Trübsalblasen blieb.

Gruppenphysiotherapie stand an, und das noch vor dem Frühstück. Also nichts wie ab in die Sportklamotten und runter zu den Kursräumen. Mit Beckenbodentraining brachten wir die müden Muskeln in Schwung und bis zum Frühstück entwickelte ich ordentlich Kohldampf. Was freute ich mich jetzt auf eine große Schüssel Joghurt mit Obst!

Doch am Frühstücksbuffet war weit und breit kein laktosefreier Joghurt zu sehen. Ihr könnt euch sicher vorstellen, wie rapide meine Laune in den Keller sank!

Gut, dass direkt nach dem Frühstück Yoga auf dem Plan stand: *Omm! Entspann dich, Anna!* Eine Stunde zum Runterkommen, Atemtechniken erlernen und Dehnübungen machen. Wer dabei nicht seine Mitte findet, dem war wohl nicht mehr zu helfen!

Um elf Uhr war ich dann für eine Wärmebehandlung eingeteilt. Zuerst dachte ich, die Physiotherapeutin würde mir ein Kirschkernkissen auflegen, aber dann erklärte sie mir, dass sich Moor in der Packung befand. Dies soll beruhigend auf den Körper wirken und die Entzündung hemmen. Allein schon die Wärme tat mir gut.

Vorsicht: Nicht jeder Patientin tut Wärme gut. Da es sich bei Endometriose um eine Entzündung handelt, kann Wärme den gegenteiligen Effekt haben.

Um Punkt zwölf fanden wir uns alles wieder im Speisesaal ein, und zum ersten Mal in meinem Leben machte ich die Erfahrung, dass mir meine Unverträglichkeiten einen Vorteil verschafften. Denn wir Endometriosepatientinnen durften uns aus den drei Mittagsmenüs einzelne Komponenten herauspicken. Das war ein Segen, wie ich im Verlauf meines Aufenthaltes noch erfuhr. Mit Abwechslung hatten sie es hier nämlich nicht so sehr! Da kam mir die Ernährungsberatung nach der Mittagspause direkt gelegen: Wenn wir schon über Nahrungsmittel sprachen, die gut oder schlecht verträglich waren, bestellte ich doch gleich mal laktosefreien Joghurt! In einer Klinik, die Patienten mit Unverträglichkeiten behandelt, sollte der ja wohl zur Grundausstattung im Kühlschrank gehören!

Der Nachmittag stand dann ganz im Sinne der Bewegung und Kreativität.

Info

Die **Ergotherapie** hat einen ganzheitlichen Ansatz. Nicht nur die Motorik wird hier geschult, sondern das ganze menschliche System miteinbezogen. Es geht um Wahrnehmung, Aufmerksamkeit und ein harmonisches Zusammenwirken dieser Einzelaspekte, um den körperlichen und den seelischen Zustand gleichermaßen zu verbessern.

Den Ergotherapieraum durften wir übrigens immer nutzen, wenn er frei war. Darum saß ich am Abend nach dem Essen noch lange mit einigen Frauen dort zusammen. Wir bemalten Steine, und dabei kamen Kindheitserinnerungen hoch. Bevor meine Oma krank wurde, überwinterten meine Großeltern immer auf Gran Canaria. Wenn ich bei ihnen war, suchten Oma Gerdi und ich gemeinsam nach Steinen und malten sie mit Tusche an. Danach schmückten wir den Garten mit unseren Kunstwerken.

Hier auf der Reha fühlte ich mich ihr nahe wie lange nicht mehr. Ich beobachtete meine Hand, wie sie den Pinsel führte, und in meiner Vorstellung sah ich meine Oma neben mir sitzen. Das lange weiße Haar geflochten und hochgesteckt, dieses besonnene Lächeln auf ihrem Gesicht, das sie beim Malen hatte. Oma Gerdi hatte eine ganz besondere Präsenz – sie brachte Helligkeit in jeden Raum. Wie ein Engel. In diesem Moment spürte ich ihre Aura, als wäre sie bei mir, um über mich zu wachen. Der Gedanke machte mich glücklich und traurig zur selben Zeit. Ich trug dieses Bild noch lange mit mir herum, nahm die Erinnerungen an Oma an diesem Abend mit ins Bett. Den Stein, den ich für sie gemalt hatte – mit einem Engel darauf –, legte ich auf meinen Nachttischschrank. Zu Hause würde ich ihn an ihr Grab legen.

Zum Trost las ich am Abend eine weitere Postkarte:

Liebe Anna,

ich habe diese Karte für dich ausgesucht, weil ich finde, dass das Motiv sinnbildlich für deinen Aufenthalt in der Reha steht: Ein Händepaar, das »Thumbs up« und »Daumen runter« zeigt und zwar aus jeder Perspektive.
Egal, wie du diese Karte drehst und wendest, sie zeigt immer eine positive und eine negative Geste. So werden dir auch die nächsten

Tage vorkommen. Einige Dinge werden dir gefallen, andere vielleicht nicht. Es liegt an dir, worauf du deinen Blick richtest. Ich wünsche dir den Mut und die Entschlossenheit, dich auf diese Zeit einzulassen und dass du mit vielen positiven Eindrücken überrascht wirst.

Hab dich lieb,
deine Freundin Melli

Alte Muster durchbrechen, sich selbst neu kennenlernen

Jeder Tag war so vollgepackt, dass ich kaum bemerkte, wie die Zeit verging. Und die freien Momente, die mir blieben, verbrachte ich hier so viel bewusster, als ich es bisher von mir kannte. Lange Spaziergänge am Küchensee waren wie Meditation für mich. Der Geruch des Gewässers, die Sommerluft auf der Haut, Brombeeren vom Strauch naschen – ein Gefühl von Unbeschwertheit, wie ich es lange nicht mehr empfunden hatte. Kein Sorgenwälzen, kein Handy! Ja, ihr habt richtig gehört! Mein Telefon lag den ganzen Tag auf dem Zimmer. Nach dem Aufwachen und vorm Schlafengehen checkte ich die Nachrichten meiner Eltern oder meines Freundes beziehungsweise sendete selbst ein Lebenzeichen, aber ansonsten bekam das Ding von mir kaum Aufmerksamkeit. Ich konzentrierte mich auf meine Umwelt, auf die Gespräche mit den anderen Frauen, wenn wir abends im *Café Bischofsherberge* auf der Seeterrasse saßen, laktosefreien Latte Macchiato schlürften und die letzten Sonnenstrahlen des Tages in uns aufsogen, ohne dabei von sämtlichen Smartphones unterbrochen zu werden, die unablässig piepten und aufleuchteten. Bücher lesen, statt über den Bildschirm zu scrollen, fühlte sich an, als wäre gehörig Tempo aus meinem Alltag genommen worden. Hier konnte ich einfach nur sein, ungeschminkt und aufs Wesentliche reduziert. Ein Gefühl, als wäre sämtlicher Ballast vor den Toren der Stadt zurückgeblieben.

Mein absolutes Highlight während der Reha war der Besuch meiner Mutter. An den Wochenenden hatten wir immer frei, und darum nistete ich mich bei ihr im Hotelzimmer ein. Sie hatte sogar Oskar dabei. Gott, ich hatte die beiden so vermisst! Ihr live vor Ort alles zeigen zu können, was in den letzten Wochen meinen Alltag geprägt hatte, bedeutete mir unendlich viel.

Therapeutische Gespräche

Am Anfang war ich total anti, wenn ich das Wort »Gruppentherapie« nur hörte. Ich hatte Angst, zu viele negative Vibes würden auf mich einströmen und mich runterziehen. Darum sagte ich den ersten Termin sogar ab. Doch die Endosisters ließen einfach nicht locker. Sie schwärmten regelrecht von den Sitzungen. Also schluckte ich meine Skepsis hinunter und schaute mir das Ganze mal an. Tatsächlich war ich schnell genauso begeistert wie die anderen.

Es tat gut, innerhalb der Gruppe festzustellen, dass wir alle ähnliche Denkmuster hatten und dieselben Fehler machten. Wir zeigen nämlich alle die Tendenz, uns zu übernehmen. Den Getränkekasten aus dem Auto in die Wohnung tragen lassen? Das mache ich lieber schnell selbst, anstatt meinen Freund zu fragen! Genauso handhaben es die meisten Frauen. Auch beim Sport: Warum können wir nicht einfach nach fünf Sit-ups aufhören, wenn wir einen kraftlosen Tag oder Schmerzen haben? Weil es uns nervt, ständig an unser Limit zu stoßen! Wir haben unsere eigene Vorstellung davon, wo unsere Grenze liegen soll. Doch der Kopf will oft mehr, als der Körper leisten kann! Eine Therapeutin hier brachte uns mit ihrer Frage zum Nachdenken: »Wollt ihr eure Beschwerden los oder Hulk werden?«

Sich gemeinsam zu hinterfragen und den Blick vom Profi neu ausrichten zu lassen, hat mich persönlich sehr viel weitergebracht. Wieso machen wir uns das Leben selbst schwer? Reicht doch, wenn andere das tun! Allein der Hürdenlauf durch den Bürokratendschungel der Kranken- und Rentenkassen, den einige Frauen hinter sich haben, um überhaupt auf Reha gehen zu können, grenzt schon an Körperverletzung! Und das alles nur, weil wir immer wieder auf das eine große Thema stoßen: Unverständnis von außen. Tatsächlich drehte sich fast jedes Gruppengespräch auf die ein oder andere Weise darum. Denn egal, was der Diskussionspunkt war – Berufsalltag, Beziehungsprobleme, Diskussionen um Kostenübernahme mit den Krankenkassen – wir alle fühlten uns permanent ungerecht behandelt und suchten nach Lösungsansätzen, die wir in der Gruppentherapie erarbeiteten.

Kinderwunsch?

Vor der Reha war der Gedanke ans Kinderkriegen für mich super weit weg. Nicht nur, weil ich so jung bin, sondern auch, weil ich dachte, dass Unfruchtbarkeit nicht meine Baustelle wäre. Denn weder meine Eileiter noch meine Eierstöcke sind von der Endometriose betroffen.

Erst im Gespräch mit den Frauen dort, die schon so viel auf sich genommen haben, um schwanger zu werden, und dennoch vor einem unerfüllten Kinderwunsch stehen, stellte sich heraus, dass ich total falsch lag. »Meine Eileiter sind zum Glück durchgängig, darum habe ich nichts zu befürchten«, sagte ich eines Abends, als wir mal wieder mit Snacks in gemütlicher Runde beisammensaßen. Da schaute mich eine Endosister plötzlich mit großen Augen an. »Meine Eileiter sind auch durchgängig, aber trotzdem klappt es nicht. Hast du mal deinen AMH-Wert testen lassen?«

Meinen AM-was? Da offensichtlich Fragezeichen über meinem Kopf kreisten, erklärte sie mir: »Der AMH-Wert gilt als Marker, wie viele Eizellen noch da sind.« Ich verstand nur vage, wovon sie sprach. Je mehr Frauen sich in das Gespräch einbrachten, desto intensiver breitete sich ein ungutes Gefühl in mir aus. Ich war wie in Alarmstellung, plötzlich wach für ein Thema, das ich bisher so naiv betrachtet hatte. Die Verzweiflung der Frauen, die sich so sehr ein Kind wünschten, machte mich nachdenklich. Was, wenn ich in ein paar Jahren das Gleiche durchmachen müsste?

In fetten Großbuchstaben schrieb ich einen wichtigen Punkt auf meine gedankliche To-do-Liste:

AMH-Wert checken lassen, wenn ich nach Hause komme!

Mein persönliches Erfolgserlebnis

Einmal komplett um den Küchensee laufen – das wollte ich schaffen, bevor ich nach Hause fuhr. Normalerweise setze ich mir bewusst keine Ziele, weil ich mich nicht unter Druck setzen will, doch auf der Reha war das anders. Ich war mit dem Ziel hierhergekommen, mich besser kennenzulernen. Dafür musste ich hart an mir arbeiten, immer wieder den Schutzwall einreißen, den ich zwischendurch hochzog, wenn mir die Therapiegespräche nahegingen oder eben mit jedem Spaziergang ein Stück weiter laufen, um Kondition aufzubauen. Das kostete mich manchmal sehr viel Überwindung. ABER: An meinem letzten Tag auf der Reha umrundete ich den See. Ein Erfolgsmoment, den ich nie vergessen werde!

Mein Fazit zur Reha

Da muss ich keine Sekunde überlegen: Die Zeit in Ratzeburg war die beste meines Lebens! Ohne die Kur hätte ich nie herausgefunden, wie gut ich auf Physiotherapie anspreche – nicht nur auf das Beckenbodentraining. Schultern, Rücken, in der Reha trainierten wir den ganzen Körper. Das wirkte sich positiv auf meine Kondition aus und löste Blockaden und Verspannungen. Vor allem die Fußreflexzonenmassage entpuppte sich als absolute Geheimwaffe! Während der Klangschalentherapie und mithilfe spezieller Atemtechniken erlangte ich sogar Entspannung in akuten Schmerzphasen.

Und was am Allerwichtigsten ist, ich habe gelernt, meinen Körper zu interpretieren: Schmerzen sind Warnsignale, die wir nicht ignorieren dürfen. Wir fassen ja auch nicht auf die Herdplatte, wenn sie eingeschaltet ist! Also wieso nehmen wir dann nicht auch Abstand von anderen Schmerzquellen? Wenn die Tasche zu schwer ist, pack weniger rein! Wenn du keinen Marathon laufen kannst, geh einfach eine Runde spazieren!

Niemand sollte erwarten, nach drei Wochen Reha schmerzfrei zu sein. Um dauerhaft Linderung zu erreichen, muss man auch zu Hause weiter an sich arbeiten. Sonst ist der gewonnene Effekt schnell dahin, und man verfällt wieder in alte Muster. Das intensive Programm der Reha ist im »normalen Leben« schwer umsetzbar, aber einmal die Woche schafft es jeder zur Physiotherapie. Sich bewusste Pausen am Tag gönnen, die Ernährung umstellen – viele kleine Schritte führen auch zum Ziel. Ich kann also wirklich nur jeder Endosister empfehlen, sich eine Reha zu erkämpfen. Es lohnt sich!

Mein einziger Kritikpunkt an der Klinik betrifft das Speise-angebot. Wir alle empfanden es als sehr einseitig und brachten teil-weise selbstgekaufte Nahrungsmittel mit. Darüber sprachen wir sogar mit der Klinikleitung, woraufhin das Menü tatsächlich ein wenig abwechslungsreicher gestaltet wurde. Meiner Meinung nach blieb trotzdem viel Luft nach oben. Mit der Ernährungsberatung im All-gemeinen war ich nicht ganz so zufrieden. Ich hätte mir gewünscht, öfter als einmal zusammen zu kochen. Informativ war für mich auch nichts Neues dabei, was aber sicherlich nur daran lag, dass ich mich mit dem Thema schon so gut auskenne. Ich beschäftige mich ja seit Jahren intensiv mit Ernährung, verschlinge Bücher und Zeitschriften und folge sämtlichen Foodblogs. Einen gerechtfertigten Minuspunkt verteile ich daher wirklich nur für das Essen und würde mich trotzdem jederzeit wieder für die AMEOS Klinik entscheiden, weil ich mich dort absolut wohlgefühlt habe. Mit der Physiotherapeutin stehe ich noch in Kontakt, und unsere WhatsApp-Gruppe mit den Rehamädels ist regelmäßig aktiv. Zwei Frauen sind mir ganz besonders ans Herz ge-wachsen. Welches Thema uns zusammengeschweißt hat, verrate ich euch später noch.

Info

Steffi J., 37 Jahre, ehemalige Rehabilitandin in der AMEOS Klinik:

Der Aufenthalt in Ratzeburg war meine erste Reha. Die Therapeuten dort sind ganz wunderbar, und die Chefärztin ist wirklich eine Seele von Mensch! Der Speiseplan hätte abwechslungsreicher für uns Endometriosepatientinnen sein können. Aber die kompetenten Ärzte und die gute Zeit mit den anderen Frauen haben diesen Makel wett gemacht.

Noch zwei Insidertipps

- Fußläufig von der Rehaklinik liegt ein superleckeres Restaurant direkt am See: die Farchauer Mühle.
- Im Café Bischofsherberge gibt es den besten veganen Birnen-Walnuss-Kuchen der Welt!

Wissenswertes zur Beantragung eines Schwerbehindertenausweises

Papierkrieg ist das erste Wort, das mir einfällt, wenn ich an die Beantragung eines Schwerbehindertenausweises denke. Zum Glück füllte die Sozialarbeiterin in der Reha gemeinsam mit mir den Antrag aus. Allein hätte ich mich sicher nicht durch die Formalitäten gekämpft. Damit ihr nicht die Motivation verliert, möchte ich euch dabei helfen.

Wo bekommt man den Antrag her?

Es gibt zwei Möglichkeiten: Ihr vereinbart entweder einen Termin mit dem Sozialarbeiter des für euch zuständigen Versorgungsamtes – dort werdet ihr ausführlich beraten und bekommt die Unterlagen direkt vor Ort –, oder ihr ladet euch den Antrag online herunter. Ihr findet ihn auf der Seite eures Versorgungsamtes. Meistens gibt es dazu auch einen Leitfaden als PDF-Datei zum Download. Achtet unbedingt darauf, dass ihr den Antrag für eure Region auswählt.

Je nach Bundesland werden die Versorgungsämter verschieden bezeichnet oder sind unterschiedlich benannten Behörden zugeordnet, zum Beispiel Zentrum Bayern Familie und Soziales (ZBFS), Landesamt für Soziales und Versorgung oder Amt für soziale Angelegenheiten.

Holt euch Unterstützung! Das Thema ist wahnsinnig komplex, und der Antrag ist ausschlaggebend dafür, welchen Grad der Behinderung ihr zugeschrieben bekommt. Die Sozialarbeiter klären euch auch über die Vor- und Nachteile auf, die ein Behinderungsstatus mit sich bringt. Gerade in der Arbeitswelt liegt der Knackpunkt im Detail. Dabei spielen verschiedene Faktoren eine Rolle, wie zum Beispiel die Art der Anstellung, das Verständnis und Wohlwollen von Vorgesetzen und Kollegen. Deshalb kann ich euch dahingehend keine allgemeine Empfehlung geben. Aber bei der Endometriose-Vereinigung gibt es Ansprechpartner, die richtige Genies auf dem Gebiet sind. Vereinbart einfach einen Beratungstermin, und sprecht eure individuelle Situation durch. Es lohnt sich wirklich, den Antrag sorgfältig vorzubereiten, denn ihr müsst immer damit rechnen, dass eure Unterlagen vielleicht von jemandem bearbeitet werden, der überhaupt keine Ahnung von Endometriose hat und nicht versteht, inwiefern uns die Krankheit behindert.

Wann gilt ein Mensch als behindert?

Achtung, jetzt wird's juristisch!

Menschen mit Behinderungen sind Menschen, die körperliche, seelische, geistige oder Sinnesbeeinträchtigungen haben, die sie in Wechselwirkung mit einstellungs- und umweltbedingten Barrieren an der gleichberechtigten Teilhabe an der Gesellschaft mit hoher Wahrscheinlichkeit länger als sechs Monate hindern können. Eine Beeinträchtigung nach Satz 1 liegt vor, wenn der Körper- und Gesundheitszustand von dem für das Lebensalter typischen Zustand abweicht. Menschen sind von Behinderung bedroht, wenn eine Beeinträchtigung nach Satz 1 zu erwarten ist (Auszug aus §2 des Sozialgesetzbuches, SGB IX).

Um es mit einfachen Worten auszudrücken: Eine Behinderung liegt vor, wenn wir durch unsere Beschwerden in der Ausübung unserer Arbeit oder der Bewerkstelligung des Alltags eingeschränkt sind.

Was ist beim Ausfüllen des Antrags zu beachten?

Die wichtigste Info vorab: Es gibt einen Punkt, an dem ihr eure Diagnosen eintragen müsst. Richtig gelesen: Ich schreibe in der Mehrzahl. Der Grad einer Schwerbehinderung kann sich aus mehreren Erkrankungen ergeben. Zählt alles auf, was euch den Alltag erschwert und ärztlich dokumentiert ist – als erstes natürlich die Endometriose. Am besten haltet ihr euch genau an die Ausdrucksweise auf eurem Entlassungsbrief der Reha oder des Arztberichts. Die Wortwahl ist wirklich wichtig! Hier kommt nämlich wieder die Problematik ins Spiel, dass die Anträge von Menschen bearbeitet werden, die sich an Begrifflichkeiten orientieren, weil sie nicht jede Krankheit im Detail kennen. In meinem Bericht stand damals:

- Endometriosis genitalis externa
- Adenomyose
- Depressionen
- HWS- und HWS-Schulter-Syndrom
- Lumbalgie (Rückenschmerzen im Lendenwirbelsäulenbereich)

Was müsst ihr außerdem beachten? Jeder Arzt, zu dem ihr ein gutes Verhältnis habt, ist hilfreich, falls das Versorgungsamt Rückfragen zu Diagnosen oder Berichten hat. Ich listete sogar meine Psychologin unter den behandelnden Ärzten auf.

Ihr müsst außerdem eure Krankenhaus- und Rehaaufenthalte angeben. Der Entlassungsbrief der Klinik kann entscheidend sein. Am besten ihr informiert die Ärzte vor Ort darüber, dass ihr vorhabt, einen Schwerbehindertenausweis zu beantragen.

Die Bestimmung des Schweregrads der Behinderung

Gleich vorweg: Eine Milchmädchenrechnung nach der Formel *Endometriose Stadium IV ist gleich hoher Grad der Behinderung* geht hier nicht auf.

Das Bundesministerium für Arbeit und Soziales hat sein eigenes Einstufungssystem. Es berücksichtigt das Ausmaß der Beschwerden und die Einschränkungen, die sich dadurch für uns im Alltag ergeben. Das ist nicht vergleichbar mit der Klassifikation, die ihr von eurem Arzt kennt. Die rASMR-Einteilung und der Enzian Score beschreiben lediglich, wo die Endometrioseherde sitzen und in welcher Anzahl sie vorkommen. Sie dienen den Ärzten zur Einschätzung der Situation im Bauchraum und zur Dokumentation. (Nicht den Patienten, um ihre Beschwerden darüber zu definieren.)

Schauen wir uns also an, wie die Endometriose vom Bundesministerium für Arbeit und Soziales eingestuft wird:

- leichten Grades (geringe Ausdehnung, keine oder nur wenige Beschwerden): 0 bis10 %
- mittleren Grades: 20 bis 40 %
- schweren Grades: (bei Übergreifen auf die Nachbarorgane, starken Beschwerden, erhebliche Beeinträchtigung des Allgemeinzustandes, Sterilität) 50 bis 60 %

Zwei Beispiele:

Eine Patientin mit Klassifikation rASRM I, die starke Beschwerden empfindet und dadurch in der Ausübung ihrer Tätigkeiten sehr eingeschränkt ist, kann einen Behinderungsstatus von 50 Prozent oder mehr bekommen.

Eine erkrankte Frau mit Stadium IV, die kaum Beschwerden hat und dadurch nur gering eingeschränkt ist, bekommt weniger Prozente.

Traut euch! Der Grad der Endometriose laut rASRM-Klassifikation spielt keine Rolle – nicht für die Beantragung eines Schwerbehindertenausweises und auch sonst nicht! Weder im Freundeskreis noch auf der Arbeit oder unter Endosisters sollten wir uns über diesen Wert definieren. Darum verrate ich auch nie, welchen Endometriosegrad ich habe. Ich möchte den Vergleich vermeiden. Glaubt mir, ich kenne das Gefühl, etwas in der Hand haben zu wollen, eine Zahl, eine Bezeichnung, irgendwas, das sagt: Schau Umfeld, so schlecht geht es mir auf einer Skala von 1 bis 10! Das ist ein ganz natürliches Bedürfnis, wenn man so wenig Verständnis von der Gesellschaft erfährt wie wir. Doch für eine Krankheit wie Endometriose gibt es keinen fairen Maßstab!

Warum ein Schwerbehindertenausweis?

 Ganz einfach, weil er uns überwiegend finanzielle, arbeits- und steuerrechtliche Vorteile bringt. Dabei gilt: Je höher der Grad der Behinderung, desto größer der Nachteilsausgleich. Für viele Patientinnen ist der geschützte Rahmen, der dadurch am Arbeitsplatz entsteht, der attraktivste Grund, um einen Antrag auf Schwerbehinderung zu stellen. Ab einem Behinderungsgrad von 30 Prozent erhält eine Angestellte beispielsweise Kündigungsschutz. Ab 50 Prozent wird es noch interessanter: Zusatzurlaub von einer Arbeitswoche, vorgezogene Altersrente bis zu fünf Jahren, Freistellung von Mehrarbeit. Im Internet könnt ihr in einer Tabelle die Nachteilsausgleiche im Detail nachlesen.

Schwerbehindert mit 21!

Ich, behindert? Diese Frage musste ich erst mal mit meinem Selbstbewusstsein diskutieren! Der Begriff passte so gar nicht zu dem Bild, das ich selbst von mir hatte: jung, bunt, stylisch. So irrational der Gedanke auch war – schließlich definiert sich eine Behinderung weder über das Aussehen noch über das Alter –, fühlte ich mich unwohl dabei, mir von dieser Bezeichnung einen Stempel aufdrücken zu lassen. Also schob ich die Beantragung eine Weile vor mir her. Gründe dafür fand ich zur Genüge: Erst einmal zog ich in aller Ruhe nach Regensburg um. Sargis hatte den Verein gewechselt, und ich begleitete ihn von Nordrhein-Westfahlen nach Bayern. Als die Umzugskartons ausgepackt waren, hatte ich kein Passbild zur Hand – und jeder weiß ja wohl, wie lästig es ist, so ein Foto machen zu lassen ...

Insgesamt sechs Monate drückte ich mich vor diesem Schritt. Irgendwann hatte ich am meisten Angst davor, dass der zuständige Sachbearbeiter meine Beschwerden nicht ernst nehmen würde und ich keinen Grad bekäme. Gleichzeitig dachte ich mir: Was habe ich schon zu verlieren? Null Prozent hatte ich schließlich schon!

Eine aufmerksame Followerin, die meine Gedankengänge bei Instagram verfolgte, gab mir letztendlich den entscheidenden Anstoß, den Antrag einzureichen: »Lege den förmlichen Dokumenten einen persönlichen Brief bei, in dem du dein Leben mit der Endometriose schilderst, als heultest du dich bei einer Freundin aus.« Sie selbst hatte Erfolg damit gehabt und gutes Feedback von jedem erhalten, dem sie diesen Tipp gegeben hatte.

Also setzte ich mich hin und schrieb mir alles von der Seele. Ich erzählte ganz offen, wie unfähig ich mich dabei fühle, nicht mal den Staubsauger benutzen zu können, weil ich Schmerzen während der Hausarbeit bekomme. Ständig brauche ich meinen Freund für solche Kleinigkeiten, wie die Einkaufstasche aus dem Auto in die Wohnung zu tragen. Party, Sex – Endometriose bedeutet für mich in fast jedem Lebensbereich, in dem andere Spaß empfinden, Schmerz. Darunter leiden meine Sozialkontakte, meine Partnerschaft und ich selbst. Es kostete mich Überwindung, solch private Worte an ein Amt zu richten, aber als der Brief fertig war, hatte ich ein gutes Gefühl. Und wohingegen ich die letzten Monate Zeit geschunden hatte, konnte es mir plötzlich nicht mehr schnell genug gehen. Also fuhr ich zum Zentrum für Familie und Soziales in Regensburg und gab die Unterlagen persönlich ab. Ich wollte nicht riskieren, dass sie in der Post verloren gingen.

Rückmeldung vom Versorgungsamt

Nach zweieinhalb Monaten lag das lang ersehnte Schreiben in meinem Briefkasten. Und wo war ich? Nicht zu Hause! Sondern mal wieder auf Heimatbesuch bei meinen Eltern. Sargis und ich verbringen die Sommerferien abwechselnd bei seinen und meinen Eltern, sobald die Fußballsaison vorbei ist. Unser Nachbar und Vermieter leerte währenddessen unsere Post und hielt uns per WhatsApp auf dem Laufenden: *Nichts Interessantes! Rechnungen, und was vom Amt!*

Da klingelte es natürlich sofort! Ich bat ihn, das Schreiben zu öffnen und abzufotografieren. Keine zwei Sekunden später hatte ich es in digitaler Form auf meinem Handy. Ich war ganz hibbelig vor Spannung! Meine Augen scannten den Text auf Zahlen: 40 Prozent. Wow! Eine offizielle Stelle nahm tatsächlich meine Krankheit ernst! Das war ein unglaubliches Gefühl – mein kleiner persönlicher Sieg im Kampf gegen so viel Unverständnis.

Nachdem mein Hirn also die wichtigste Info gefunden und verdaut hatte, las ich mir in aller Ruhe den Rest durch. Die 40 Prozent Grad der Behinderung (GdB) setzen sich bei mir aus drei Diagnosen zusammen:

1. Funktionsbehinderung der Wirbelsäule, Wirbelsäulenverformung, chronisches Schmerzsyndrom (Einzel-GdB 20 %)
2. Endometriose (Einzel-GdB 20 %)
3. Depressive Verstimmung, psychovegetative Störung (Einzel-GdB 20 %)

Ich habe ja vielleicht das Abi geschmissen, aber so weit kann ich schon noch rechnen, dass ich auf sechzig Prozent komme, wenn ich die Einzelgrade addiere! Also, wie errechnet sich der Grad der Behinderung tatsächlich?

Im Schreiben war es wie folgt erklärt:

Die Ermittlung des Gesamt-GdB erfolgt nicht durch ein Zusammenzählen der Einzelgrade; es wird vielmehr eine Gesamtwürdigung aller Gesundheitsstörungen unter Berücksichtigung ihrer Auswirkungen aufeinander vorgenommen.

Was habe ich jetzt davon? Für mich als Selbstständige bedeutet ein Behinderungsgrad von 40 Prozent eine Steuervergünstigung von 430 Euro in Form eines Freibetrags bei der Lohn- oder Einkommenssteuer. Jeder Angestellte könnte damit am Arbeitsplatz die Gleichstellung mit einem Schwerbehinderten beantragen.

Behinderte Menschen mit einem Grad der Behinderung von weniger als 50, aber mindestens 30 Prozent, können auf Antrag von der Agentur für Arbeit schwerbehinderten Menschen gleichgestellt werden, wenn sie infolge ihrer Behinderung ohne die Gleichstellung einen geeigneten Arbeitsplatz nicht erlangen oder behalten können. Mit einer Gleichstellung können Rechte und Leistungen zur Teilhabe am Arbeitsleben nach dem Schwerbehindertenrecht in Anspruch genommen werden. So können Arbeitgeber finanzielle Leistungen zur Einstellung und Beschäftigung erhalten. Gleichgestellte Menschen mit Behinderungen werden bei der Ermittlung der Ausgleichsabgabe auf die Pflichtarbeitsplätze angerechnet. Es können Hilfen zur Arbeitsplatzausstattung in Anspruch genommen werden.

Noch ein Tipp: Binnen einem Monat nach Erhalt des Schreibens könnt ihr Widerspruch gegen den Bescheid einlegen. Von diesem Recht solltet ihr unbedingt Gebrauch machen, wenn ihr das Gefühl habt, ihr seid nicht vernünftig eingestuft worden.

Steffi J., 37 Jahre, klagt gegen das Land Schleswig-Holstein:

Seit der Diagnose 2006 habe ich mich bereits diverser Eingriffe unterzogen – Bauchspiegelungen und Endometriosesanierungen. Nach meiner bisher größten Operation im Juli 2017, in der mir ein Eierstock, beide Eileiter und ein Teil des Darms entfernt wurden, stellte ich im September, noch während der Anschlussheilbehandlung in der Rehaklinik, gemeinsam mit einem Sozialarbeiter den Antrag auf Schwerbehinderung. Zwei Monate später, im November, erhielt ich den Bescheid von meinem Versorgungsamt: Grad der Behinderung 40 Prozent, angerechnet auf die Endometriose.

Da war ich erst mal erstaunt. Allerdings nicht im positiven Sinne. Warum? Weil das Landesamt für soziale Dienste Schleswig-Holstein mir ›nur‹ einen mittleren Schweregrad der Endometriose zugeteilt hat und mit diesem Urteil die versorgungsmedizinischen Grundsätze des Bundesministeriums für Arbeit und Soziales ignoriert, die unter anderem besagen: Endometriose schweren Grades liegt vor, wenn die Krankheit auf benachbarte Organe übergegriffen hat und/ oder Sterilität verursacht.

Überlegen wir mal: Darm, Eierstöcke, Eileiter – ich würde sagen, damit hätte ich das Kriterium der betroffenen Nachbarorgane erfüllt, und so weit ich aufgeklärt bin, spielen mindestens zwei der genannten Körperteile eine Rolle bei der Fortpflanzung. Was folgere ich daraus? Mir stünde ein GdB von mindestens 50 Prozent zu.

Da ich mich in einem Angestelltenverhältnis befinde, wäre eine höhere Einstufung nicht unerheblich für den Nachteilsausgleich. Abgesehen davon, macht es mich einfach rasend, dass meine Krankheit mal wieder nicht ernst genommen wird.

Von einer befreundeten Endosister, deren Antrag ähnlich behandelt wurde, wusste ich zufällig wie man Widerspruch gegen den

Bescheid einlegt. Sie gab mir auch den wertvollen Tipp, dafür dem Sozialverband Deutschland beizutreten.

 Der SoVD unterstützt Menschen, die soziale Unsicherheit und Ungerechtigkeit erfahren. Der Verband berät seine Mitglieder sozialrechtlich und vertritt die Interessen der gesetzlich Sozialversicherten, der Rentnerinnen und Rentner sowie behinderter, kranker und pflegebedürftiger Personen in Deutschland.

Man könnte sagen, der Sozialverband nimmt die Rolle meines Anwalts ein. Im Dezember 2017 erhoben wir Widerspruch gegen meinen Bescheid. In unserem Schreiben legten wir noch mal ausführlich dar, weshalb es sich in meinem Fall um Endometriose schweren Grades handelt:

Die Endometriose hat bei Frau J. auf die benachbarten Organe übergegriffen, sie leidet unter starken Beschwerden und Sterilität. Infolge der Verwachsungen liegen Schädigungen der Wirbelsäule und des Darms vor. Aufgrund der Unfruchtbarkeit und des bestehenden Kinderwunsches sind zusätzlich psychische Beschwerden eingetreten.

Des Weiteren listeten wir alle Behandlungsmaßnahmen auf, die ich regelmäßig ergreife, wie Krankengymnastik, Bindegewebsmassage und Narbenbehandlung und reichten sämtliche OP-, Reha- und Arztberichte ein, die bereits meinem ersten Antrag beilagen.

Daraufhin erhielt ich im April 2018 die zweite Abweisung, die wie folgt lautete:

Ein höherer GdB lässt sich nach Art und Ausmaß der erhobenen Befunde gegenwärtig nicht begründen. Bei der Bemessung des GdB sind die Auswirkungen der einzelnen Beeinträchtigungen der Teilhabe am Leben in der Gesellschaft in ihrer Gesamtheit unter Berücksichtigung ihrer wechselseitigen Beziehung zugrunde zu legen.

Eine Addition und andere Rechenmethoden sind bei der Bildung des GdB ungeeignet.

Was das Landesamt für soziale Dienste Schleswig-Holstein damit wahrscheinlich sagen will, ist: Jede einzelne meiner Beschwerden für sich betrachtet, reicht nicht aus, um einen höheren Grad zu erhalten. Da frage ich mich doch automatisch, ob die Person, die diese Einschätzung vorgenommen hat, ebenfalls vor einem unerfüllten Kinderwunsch steht, mehrere erfolglose künstliche Befruchtungen hinter sich hat und sich wie ich mit dem Thema Adoption beschäftigt. Oder auf welcher Grundlage basiert die Einschätzung, mein Alltag wäre von der Endometriose nicht massiv beeinträchtigt?

Enttäuscht wendete ich mich wieder an den Sozialverband Deutschland. In nächsthöherer Instanz blieb uns nur die Möglichkeit, den Streit vor Gericht zu bringen. Im April 2018 reichten wir Klage gegen das Land Schleswig-Holstein ein. Seither fordert dieses alle paar Monate neue Details von mir an: Wann und wie lange ich aus welchem Grund im Krankenhaus war, auf welcher Station ich lag und so weiter. Gleichzeitig muss ich sämtliche Ärzte, die zu meinen Angaben Auskunft geben können, von ihrer Schweigepflicht entbinden, damit diese Informationen überprüft werden können. So geht das jetzt seit einem Jahr, und laut SoVD kann sich das gesamte Verfahren aufgrund der Überlastung sämtlicher Gerichte, Ämter und Dienste bis zu drei Jahren hinziehen.

Wichtige Infos zum Sozialverband Deutschland im Überblick

Mitgliedsbeitrag:
- 6 Euro/Monat (Stand: Juli 2019)

Kostenpauschale für Klage- und Berufungsverfahren:
- Vorverfahren (schriftlich Widerspruch einlegen)
  → 22 Euro
- Widerspruchverfahren in 1. Instanz vor dem Sozialgericht
  → 34 Euro
- Berufungsverfahren vor dem Landessozialgericht
  → 68 Euro.

Alternativ zum SoVD berät und unterstützt euch in der Angelegenheit:
- der Sozialverband VdK Deutschland e.V.
- die Endometriose-Vereinigung Deutschland e.V.

Wieso ich keinen Widerspruch eingelegt habe? Ich war einfach total glücklich darüber, dass ich überhaupt ernst genommen worden war. Nur weil ich an der Fünfzigprozentgrenze kratzte, dachte ich mal kurz darüber nach. Bis ich allerdings in die Gänge kam, war die Frist längst verstrichen. Zwar könnte ich mit weiteren Diagnosen einen neuen Antrag einreichen, um mich gleichstellen zu lassen, aber davon sehe ich derzeit ab.

Alternative Behandlungsmethoden, Tipps und Tricks

Bei Endometriose Schmerzlinderung zu erreichen, ist oft ein langwieriger Prozess aus Versuch und Irrtum. Ich verstehe jede Frau, die zwischendrin verzweifelt den Medikamentenvorrat plündert. Mir ging es selbst nicht anders. Ich hatte wirklich schlimme Phasen, in denen ich regelrecht abhängig von Gelonida® und Ibuprofen® war. In Akutsituationen geht es schneller, Schmerzmittel einzunehmen, und es ist erst mal effektiv. Doch auf lange Sicht tun wir unserem Körper damit keinen Gefallen. Bei vielen Patientinnen wirken *Painkiller* irgendwann nicht mehr oder zumindest nicht ausreichend. Das kenne ich aus eigener Erfahrung. Mit der empfohlenen Tagesdosis komme ich nicht mehr weit. Glücklicherweise habe ich auf der Reha Methoden für mich entdeckt, die mir Erleichterung verschaffen. Einige davon helfen mir unmittelbar, andere sind fast schon so etwas wie eine Lebenseinstellung geworden. Wichtig ist, dass ihr keine Scheu davor habt, Neues auszuprobieren. Ich persönlich bin sehr experimentierfreudig, recherchiere viel und bin offen für Tipps von anderen.

Wir müssen alle für uns selbst herausfinden, was uns guttut. Ich kann euch nicht versprechen, dass euch die gleichen Methoden helfen wie mir. Vielleicht wirkt bei euch etwas ganz wunderbar, was mir gar nichts bringt.

Lavendel in allen Formen und Variationen

Körnerkissen gefüllt mit der Duftpflanze haben es mir besonders angetan – in Schmerzphasen ist Wärme ohnehin mein Dauerbegleiter, und der Geruch beruhigt mich zusätzlich. Ohne Wärmflasche oder Körnerkissen gehe ich nur ungern ins Bett. Trotzdem möchte ich es noch mal betonen: Nicht bei jeder Frau wirkt Wärme. Gerade bei entzündlichen Schmerzen!

Zum Einreiben hat sich die **Lavendelcreme** der Firma Just® für mich bewährt. Ich trage sie großflächig auf dem Unterleib auf oder auch partiell im Nacken oder an den Schläfen bei Kopfschmerzen. Wenn ich abends unruhig bin, massiere ich mir den Solarplexus-Reflexzonen-punkt am Fuß mit der Salbe.

Lavendel fördert das seelische Gleichgewicht. Als ätherisches Öl in einem Stövchen verteilt es sich wunderbar im Raum. Es gibt sie auch als **Kapseln** zum Einnehmen wie beispielsweise Lasea®, die Lavendelöl enthalten und innerer Unruhe, Angstzuständen und Schlafstörungen entgegenwirken.

Ihr könnt außerdem eine **Lavendelpflanze** aufstellen – so, wie ich in der Reha. Zu Hause habe ich immer ein Stöckchen im Schlafzimmer stehen.

Auch **Badezusätze** wirken wohltuend.

Ich liebe, liebe, liebe Lavendel – fast so sehr wie Honig! Wie praktisch, dass es Lavendelhonig gibt. Der bringt uns zwar nichts bei Schmerzen, schmeckt aber gut!

Ene meene meck ... Heilpflanzen für Kräuterhexen

Meine erste Lektion in Sachen Zaubertrankherstellung war das An-setzen einer bestimmten Teekombination und zwar aus **Frauenmantel** und **Himbeerblättern.** Ihr bekommt die Kräuter in der Apotheke, wo ihr euch die Teekombination auch gleich mischen lassen könnt. Ich bevorzuge es, die Sorten getrennt vorrätig zu haben. Vor und während meiner Regel trinke ich den Tee als Kur – einen Liter über den Tag verteilt. Dafür gebe ich jeweils einen Löffel der getrockneten Pflanzen in einen Filter und gieße mit heißem Wasser auf. Ziehdauer: etwa zehn bis zwölf Minuten.

 **Info**

Himbeerblätter sind reich an Vitamin C, Eisen und Kalzium. Auch bekannt als Schwangerschaftstee hat er eine umfangreiche Heilwirkung auf Beschwerden, die den Zyklus, das Wochenbett, die Gravidität oder den Kinderwunsch betreffen.

Frauenmantel als heißes Aufgussgetränk. Es lindert Magen- und Darmbeschwerden, Periodenkrämpfe, prämenstruelle Syndrome oder Begleiterscheinungen der Wechseljahre.

Eine weitere Heilpflanze mit sehr starker Wirkung ist der **Mönchspfeffer**. Er gehört zur Gattung der Eisenkrautgewächse und hilft nachweislich bei PMS, unregelmäßigem Zyklus, Menstruationsbeschwerden, Brustempfindlichkeit und vielem mehr.

Ich wurde auf Mönchspfeffer aufmerksam, weil ich etwas suchte, um meinen unregelmäßigen Zyklus in Einklang zu bringen. Einige meiner Bekannten hatten das Eisenkrautgewächs während der Kinderwunschtherapie eingesetzt, weshalb ich mich näher mit der Wirkungsweise beschäftigte.

Ich nahm den Mönchspfeffer drei Monate lang in Tablettenform ein und habe gute Erfahrungen damit gemacht. Ein Heilpraktiker hat ihn mir auch als Tee empfohlen. Schon allein aus Neugier werde ich das Eisenkrautgewächs irgendwann auch als Heißgetränk ausprobieren.

Info

Mönchspfeffer beeinflusst den Prolaktinhaushalt. Prolaktin ist ein Hormon mit zahlreichen Funktionen: Es ist im Verlauf der Schwangerschaft für das Wachstum der Brustdrüse und während der Stillzeit für die Milchsekretion verantwortlich, wobei in dieser Zeit auch der Eisprung unterdrückt wird.

Mönchspfeffer kommt im Zusammenhang mit der Endometriose zum Einsatz, weil die Krankheit mit einem zu hohen Prolaktinspiegel in Verbindung steht, und das Eisenkrautgewächs hilft, diesen zu senken. Dafür müssen allerdings hohe Dosen eines Trockenextraktes eingesetzt werden (drei bis vier Milligramm). Bei Extrakten dieser Dosierung sinkt der Prolaktinspiegel und der Östrogen- und Progesteronhaushalt regulieren sich wieder. Dadurch kann der FSH-Spiegel steigen. FSH ist ein Hormon und für einen regelmäßigen Eisprung verantwortlich.

Eine andere Pflanze, die zur Reduktion von Schmerz beiträgt, ist **Cannabis**. Medizinalhanf als Arzneimittel wird zur Behandlung von chronischen Schmerzpatienten, Krebs- oder MS-Erkrankten eingesetzt, weil es sich positiv auf Muskelverspannungen und Verkrampfungen auswirkt und gegen Übelkeit hilft. Medizinisches Cannabis auf Rezept zu bekommen, ist allerdings immer noch ein riesen Akt. Trotz der Legalisierung stellen sich viele Krankenkassen quer.

Cannabidiol hingegen ist freiverkäuflich, da es kein THC enthält und somit keine berauschende Wirkung auslöst. Das **CBD-Öl** ist in verschiedenen Stärken erhältlich und wirkt entzündungshemmend und schmerzstillend. Auch bei Schlafstörungen, Depressionen und

Angstzuständen findet es Anwendung. In der Regel wird es tropfenweise über die Mundschleimhaut aufgenommen.

Mir hilft das CBD-Öl bei Übelkeit. Dazu lasse ich einfach morgens ein paar Tropfen im Mund zergehen. Geschmacklich ist es nicht der Renner, aber dafür im Allgemeinen gut verträglich. In seltenen Fällen können dennoch Nebenwirkungen auftreten wie: Hemmung des Arzneimittelstoffwechsels, Mundtrockenheit, Schläfrigkeit, niedriger Blutdruck, Benommenheit.

Informiert euch bitte vor der Einnahme, besonders wenn ihr schwanger seid!

 Info

Cannabidiol (CBD) ist mit THC das bekannteste Cannabinoid in der Hanfpflanze. Obwohl die beiden Substanzen dieselben Wurzeln haben, unterscheiden sie sich in ihren Eigenschaften und Auswirkungen auf den Körper des Menschen. THC ist eine Verbindung, die im Gehirn ein Gefühl von Highsein auslöst. Diese Wirkung bleibt beim Cannabidiol aus. Darum ist es in vielen EU-Staaten legal erhältlich – so auch in Österreich und Deutschland.

Zur Endometriose gehört ja bekanntlich der Endobelly und damit einhergehend Magen- und Darmprobleme. Meine Geheimwaffe gegen den Blähbauch ist **Kümmelöl**. Achtung: Nicht zum Verzehr geeignet!

Wenn ich etwas esse, das sich nicht mit der Endometriose oder meinen Intoleranzen verträgt, leide ich noch stärker als üblich an fiesen und schmerzenden Blähungen. Einmal ging es mir nach einem

Restaurantbesuch besonders schlecht. Das war auf der Reha, an dem Wochenende als meine Mutter zu Besuch war. Ich hatte die ganze Nacht heftige Darmkrämpfe. Am nächsten Morgen ging ich direkt zum Arzt. Er empfahl mir Lefax®, ein Mittel gegen Völlegefühl und Flatulenzen. Ich kannte dieses Medikament schon, allerdings hatte es mir noch nie geholfen. Meine Mutter erinnerte sich schließlich daran, dass sie mir als Kind den Bauch immer mit Kümmelöl einrieb. Es wird mit leichtem Druck im Uhrzeigersinn einmassiert und hilft super gegen Blähungen und bei Verstopfung.

Ich musste mich erst daran gewöhnen, mir den Bauch einzureiben. Normalerweise vermeide ich wegen der permanenten Schmerzen Berührung in diesem Bereich meines Körpers.

In der Homöopathie schwören viele Patientinnen außerdem auf **Schüßler-Salze.** Auch ich habe das ein oder andere Buch darüber bei mir zu Hause stehen, wende aber in erster Linie die »heiße Sieben« an. Beim Schüssler-Salz Nr. 7 handelt es sich um Magnesium. Der Mineralstoff wirkt sich unter anderem auf die Nervenfunktionen aus. Zehn Tabletten in lauwarmem Wasser aufgelöst, empfiehlt sich das Schüssler-Salz zur Einnahme bei Kopfschmerzen. Ein ausgeglichener Magnesiumhaushalt fördert außerdem den Schlaf und wirkt Trägheit entgegen. Wegen meines Rückens habe ich eigentlich immer die Nr. 7 zu Hause. Im Lendenwirbelbereich treiben mich die Nervenschmerzen nämlich oft auf die Palme! Die Salze bekommt ihr in der Apotheke.

 Mein Buchtipp

Was tun bei … Endometriose. Homöopathie und Naturheilkunde von Ingrid Gerhard und Annette Kerckhoff.

Physiotherapie

Das Becken ist das Zentrum unseres Körpers. Dort verlaufen viele Nerven und Muskeln, weshalb es äußerst wichtig ist, dass wir Verspannungen in diesem Bereich reduzieren.

Jeder kennt das – der Rücken- und Lendenwirbelbereich sind verhärtet, und von dort aus ziehen sich die Verspannungen über den ganzen Oberkörper und die Brustwirbel bis in den Nacken und die Schultern – man krümmt sich, nimmt eine Schonhaltung ein und wird immer unbeweglicher.

Ein Physiotherapeut löst Muskelverspannungen und Verklebungen der Faszien mit **Massagen** oder einer **manuellen Therapie**. Durch spezielle Handgriffe und Mobilisationstechniken werden Funktionsstörungen des Bewegungsapparats analysiert, lokalisiert und gelindert, zum Beispiel durch Krankengymnastik wie Beckenbodentraining.

 Info

Dörte Berg, Physiotherapeutin, über Beckenbodentraining:
Training ist ein Begriff, der immer in Verbindung gebracht wird mit Anspannen und Höchstleistung vollbringen. Wenn es um Endometriose geht, muss umgedacht werden. Das heißt weniger die Anspannung forcieren und stattdessen das Lockerlassen üben, die Strukturen wahrnehmen. Wie geht das?

Durch eine zu angespannte Beckenbodenmuskulatur können viele Funktionen und Wechselwirkungen mit anderen Muskeln, Organen und Strukturen im Körper irritiert sein. Das liegt in der Anatomie des Beckenbodens begründet.

Bei Endometriose sind nach OPs, Laparoskopien, ebenso wie bei Verwachsungsbeschwerden auch immer die Spannungsverhältnisse im Beckenboden mit zu betrachten. Beispielsweise muss eine Inkontinenzproblematik nicht immer als Ursache eine schwache, untrainierte Beckenbodenmuskulatur haben. Im Gegenteil, meiner Erfahrung nach ist es meist eine zu feste und dauernd verkrampfte Muskulatur.

Das Bewusstmachen dieser Anspannung, das Erspüren des Beckenbodens und die Wiederherstellung eines normalen Muskeltonus sind Ziele der einzelnen Übungseinheiten. Wir trainieren das Vertrauen in den eigenen Körper und die Beckenbodenmuskulatur.

Bindegewebsmassage

Die Bindegewebsmassage habe ich auf der Reha kennengelernt. Ähnlich wie die Fußreflexzonenmassage empfinde ich sie manchmal als unangenehm. Ehrlich gesagt fühlt sie sich ein bisschen an, als würde der Physiotherapeut meinen Rücken ritzen. Aber sie wirkt Wunder auf meinen Darm, regt die Verdauung an und löst Blähungen.

Mit den Fingerkuppen setzt der Physiotherapeut Reize an der Haut, der Unterhaut und den Faszien. Das Ziel dabei ist, die Durchblutung anzuregen und die innenliegenden Organe zu stimulieren. Bei uns Endometriosepatientinnen wird die Massage meistens am Becken oder Kreuzbein durchgeführt.

Produkttipp: Es gibt eine Akupressurmatte für zu Hause. Ich verwende die von *Good Times* – ihr könnt sie in Onlineshops wie Amazon bestellen. Am Anfang legt ihr euch am besten mit Kleidung darauf, bis ihr euch an die kleinen Zacken gewöhnt habt.

Info

Was sind Faszien?

Die Faszien sind unser netzartiges, reißfestes und elastisches Bindegewebe. Sie befinden sich überall im Körper, ummanteln einzelne Muskelfasern, -stränge und -gruppen, Organe, Sehnen sowie Knochen. Sie haben die Aufgabe, den verschiedenen Bereichen in unserem Körper Form und Stabilität zu geben.

Fußreflexzonenmassage

Die Reflexzonentherapie stützt sich auf die Annahme, dass wir über die Füße mit unseren Organen unsichtbar verkabelt sind. Unsere Füße enthalten Tausende unvorstellbar feiner Nerven, die mit allen Organen und Systemen unseres Körpers in Verbindung stehen. Dabei ist die rechte Körperhälfte am rechten, die linke am linken Fuß zu finden. Die Stimulation der Fußsohlen wirkt auf die verschiedenen Organe und regt die Durchblutung und den peripheren Lymphabfluss an.

Das Eindrücken der Punkte an den Füßen, die mit dem Darm, der Gebärmutter und den Eierstöcken in Verbindung stehen, löst bei mir einen starken Schmerz aus. Für mich fühlt es sich an, als würde durch die Akupressur in meinem Körper etwas angestoßen, wodurch er wieder richtig arbeitet. Bei Verstopfung schwöre ich auf Fußreflexzonenmassage. Nach der Behandlung muss ich sofort auf Toilette.

Übrigens könnt ihr euch auch ganz wunderbar vom Partner auf der Couch die Reflexzonenpunkte drücken lassen. Falls ihr glücklicher Single seid, erbarmt sich vielleicht die beste Freundin. Natürlich müsst ihr dabei aufpassen, dass ihr nicht überstimuliert. Mein Freund weiß mittlerweile genau, wo die Darmpunkte liegen und massiert sie häufig abends für mich.

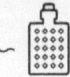

Noch ein Tipp bei Verstopfung: die Kolonmassage

Mittels Streichbewegungen und leichtem Druck im Bauchraum versucht ein Physiotherapeut, den Darm anzuregen. Dabei werden fünf bestimmte Punkte im Dickdarmbereich massiert. Die Massage sollte im Einklang mit der Atmung erfolgen und sich vom oberen Dickdarmbereich abwärts in Richtung Analbereich orientieren. Mit ein bisschen Übung kann man die Massage auch selbst an sich durchführen.

Narbenbehandlung

Auch Narben können uns Schmerzen bereiten und den gesamten Energiefluss des Körpers stören. Darum ist es wichtig, diese zu behandeln. Physiotherapeuten und Heilpraktiker arbeiten in der Narbenbehandlung mit speziellen Mobilisationstechniken der klassischen Massagetherapie, der Bindegewebsmassage und/oder osteopathischen Techniken. Bei Stauungen von Lymphflüssigkeit im verletzten Gewebe findet zudem die manuelle Lymphdrainage Anwendung. Je nach Narbenbildung kann auch das Aufkleben eines elastischen Kinesiotapes, der Einsatz von Ultraschall oder der Matrix-Rhythmus-Therapie sinnvoll sein. Das Ziel der Narbenbehandlung ist es, die Durchblutung und Funktionstüchtigkeit des Narbengewebes zu verbessern und Verklebungen zu lösen.

Info

Die **Matrix-Rhythmus-Therapie** ist als praktische Konsequenz aus der zellbiologischen Grundlagenforschung von Dr. Ulrich Randoll an der Universität Erlangen entstanden. Der menschliche Körper schwingt – und alle warmblütigen Tiere wie Pferde, Hunde, Katzen ebenso – mit acht bis zwölf Schwingungen pro Sekunde. Dies ist keine ganz neue Entdeckung, jedoch erst in jüngerer Zeit mit Videomikroskopie genauer zu beobachten und zu untersuchen. Da es sich hierbei um sehr kleine Schwingungen handelt, sind sie nur bei Extremsituationen wie beispielsweise Schüttelfrost oder angestrengtem Muskelzittern ohne Hilfsmittel sichtbar.

Die Matrix-Rhythmus-Therapie wirkt von außen auf die Körperzellen und ihre Umgebung, die Matrix. Das Therapiegerät (Matrixmobil) erzeugt mit seinem speziell geformten Resonator mechanomagnetische Schwingungen analog den körpereigenen. Wenn die Eigenschwingung des Körpers und der Zellen wieder in Takt ist, können die vielfältigen Stoffwechsel, die zwischen Zellen und deren Umgebungsflüssigkeit notwendig sind, stattfinden. So normalisieren sich die Stoffwechselprozesse der betroffenen Körperregion.

Ich habe eine Narbe oberhalb der Scheide, die lange Zeit sehr berührungsempfindlich und wulstig war. Die Physiotherapeutin auf der Reha behandelte sie mit **Kinesio-Tape.** Sie klebte das elastische Pflaster direkt um das betroffene Gewebe. Am Anfang spannte es etwas, aber nach einigen Tagen gewöhnte ich mich daran. Das Narbengewebe ist dadurch feiner geworden und schmerzt nicht mehr.

Info

Was ist ein kinesiologisches Tape?
Auch Physio- oder Muskel-Tape genannt, handelt es sich dabei um ein elastisches, selbstklebendes, therapeutisches Pflaster aus

einem dehnbaren, textilen Material. Je nach Indikation gibt es verschiedene Taping-Methoden. Es dient bei Verletzungen oder Entzündungen von Muskeln, Bändern oder Gelenken als Stabilisierung, ohne die Beweglichkeit einzuschränken. Die Hauptaufgabe besteht darin, die Selbstheilungskräfte des Körpers zu aktivieren und zu unterstützen.

Es ist nicht immer ganz einfach mit Endometriose ein Rezept für eine Physiotherapie zu bekommen. Sprecht am besten mit eurem Gynäkologen, und schildert ganz genau eure Beschwerden, zum Beispiel, dass die Schmerzen vom Becken in den Rücken und die Beine ausstrahlen.

Immer wieder höre ich von anderen Betroffen, dass einige Frauenärzte sich dahingehend äußern, sie könnten Krankengymnastik und Massagen nicht verschreiben. Das stimmt aber nicht – sie können und sie dürfen! Es ist lediglich eine Frage der Formulierung auf dem Rezept, denn leider gibt es keine einheitliche Begrifflichkeit für physiotherapeutische Maßnahmen bei Endometriose. Alternativ könnt ihr euch an einen Hausarzt, Orthopäden oder Sportmediziner wenden. Das habe ich schon gemacht und immer problemlos ein Rezept bekommen.

Auch eurem Physiotherapeuten solltet ihr ganz genau erzählen, welche Probleme ihr habt. Nur dann kann er die Behandlung optimal auf die Endometriosebeschwerden abstimmen. Außerdem ist ein offenes Gespräch wichtig für eure Vertrauensbasis, schließlich sollte die Chemie zwischen euch stimmen.

Noch ein Tipp meiner Physiotherapeutin: Euer Arzt kann auf das Rezept »für die Begleiterscheinungen der Endometriose« schreiben.

Osteopathen und Heilpraktiker

Osteopathen und Heilpraktiker bieten noch viele weitere Therapieformen an. Beispielsweise dürfen sie den Körper justieren. Mein Becken steht generell schief, und ich renke mir häufig Nacken- und Brustwirbel aus. Das Eindrücken und Einrenken gewisser Stellen ist zwar unangenehm, aber effektiv.

In der **Osteopathie** geht man davon aus, dass der Körper sich selbst regulieren kann, vorausgesetzt, alle Strukturen sind gut beweglich und somit auch gut versorgt. Mit den Händen untersucht der Osteopath das Gewebe des ganzen Körpers, um Bewegungseinschränkungen aufzuspüren und gegebenenfalls zu behandeln.

Einige Krankenkassen übernehmen einen Teil der Kosten. Am besten ihr informiert euch direkt bei eurem Versicherer.

Heilpraktiker diagnostizieren und behandeln auf Basis der Naturheil- und Volksheilkunde sowie der Alternativmedizin. Neben der Akupunktur kommen unterschiedliche Behandlungsmöglichkeiten zum Einsatz, wie Aromatherapie, ausleitende Verfahren, Blutegel- und Bioresonanztherapie, Chiropraktik, Kinesiologie, Physio- und Psychotherapie. Viele Heilpraktiker arbeiten mit Globuli und Heilkräutern. Eine Sitzung dauert meistens sechzig Minuten.

Leider werden die Kosten selten von der Krankenkasse übernommen. Es sei denn, ihr habt eine Zusatzversicherung für Heilpraktikerleistungen abgeschlossen.

Ich persönlich schwöre auf Praktiken und Präparate aus der Naturheilkunde und investiere daher gern in meine Gesundheit. Auf Dauer ist das allerdings keine günstige Angelegenheit, zumal es sinnvoll ist, die Sitzungen regelmäßig fortzuführen – eine finanzielle Entscheidung, die jeder nur im Rahmen seiner Möglichkeiten treffen kann.

Produkttipp: Um Verspannungen vorzubeugen, kann ich euch Still- oder Seitenschläferkissen empfehlen. Zusätzlich finde ich es total beruhigend, wenn mein Bauch eine Art Begrenzung spürt, das vermittelt mir Wärme und Halt.

Akupunktur

Bei der Akupunktur handelt es sich um eine Therapiemethode aus der **Traditionellen Chinesischen Medizin (TCM)**. Dabei werden hauchdünne Nadeln in die Akupunkturpunkte gesetzt, um die Selbstheilungskräfte des Körpers zu aktivieren.

Die TCM-Therapie wird in der Regel von naturheilkundlichen Ärzten, Heilpraktikern und Osteopathen durchgeführt. Dabei kommen oft Heilkräuter zum Einsatz, um eine intensivere Wirkung zu erzielen.

Die **Traditionelle Chinesische Medizin** geht von einer Lebensenergie aus, die Qi genannt wird. Diese fließt in allem, was lebt und bildet im menschlichen Körper ein Netzwerk aus Energie. Die einzelnen Leitbahnen der Energie werden als Meridiane bezeichnet. Um die Gesundheit des Körpers zu gewährleisten, muss das Qi ausgewogen sein und ungehindert fließen können. Wird der Energiefluss behindert, führt das zu Krankheiten.

Akupunktur wird häufig in der Schmerztherapie eingesetzt und bei einer Vielzahl von Krankheiten empfohlen, wie beispielsweise:

- Migräne
- Chronischen Rückenschmerzen
- Erkrankungen des Verdauungstrakts
- Schlafstörungen
- Geburtsvorbereitung

Ich habe Akupunktur zweimal getestet, aber zu mir passt diese Behandlung nicht. Die Nadeln schmerzen mich zu sehr. Außerdem kann ich die Vorstellung nicht ausstehen, dass ein Fremdkörper in mir steckt. Einmal ließ ich mir Dauernadeln setzen. Eigentlich fallen diese von selbst wieder ab. Nicht so bei mir – sie verwuchsen mit meinem Ohr. Das sagt ja wohl alles! Ich bleibe lieber bei der Akupressur und meinen Heilkräutern. Aber ich kenne viele Frauen, die auf TCM schwören, und darum teile ich den Tipp sehr gern.

Lisa, 28 Jahre, Betroffene aus Österreich:
Ich war in Linz bei einem Arzt, der Traditionelle Chinesische Medizin praktiziert. Seine Spezialgebiete sind gynäkologische Erkrankungen und Kinderwunsch. Er hat außerdem Erfahrung mit der Behandlung von Endometriose, was ich äußerst wichtig finde.

Nach einer ausführlichen Zungen-, Puls-, und Augendiagnostik verabreichte er mir speziell auf mich abgestimmte Kräuter, die ich täglich einnehmen sollte, sowie individuell für mich zubereitete Teemischungen. Diese trank ich kurz vor Eintritt der Menstruation bis Ende der Blutung schluckweise über den Tag verteilt. Alle zwei Wochen ging ich zusätzlich zur Akupunktur.

Es brauchte schon ein wenig Geduld, bis ich erste Erfolge bemerkte, denn ganzheitliche Medizin benötigt Zeit, aber nach einer Weile verspürte ich in manchen Monaten deutlich weniger Schmerzen während der Periode. (In anderen Phasen etwas mehr, das will ich auch nicht verschweigen.) Grundsätzlich lindert die Therapie meine Unterleibsschmerzen und verbessert meinen Allgemeinzustand – ich schlafe besser, habe seltener Stimmungsschwankungen, bin leistungsfähiger und weniger anfällig für Infekte. Wann immer mein Geldbeutel es zulässt, gönne ich mir die Behandlung für ein paar Monate.

Zusätzlich zu der Akupunktur und den Kräutern habe ich meine Ernährung umgestellt. Ich frühstücke warm, nehme keine Milchprodukte zu mir, verzichte weitgehend auf Fleisch, Industriezucker und Weizenmehl.

Die Traditionelle Chinesische Medizin behandelt nicht nur die Endometriose, sondern den Menschen als Ganzes. Ich kenne niemanden, der nicht in irgendeiner Weise von der TCM profitiert – von mir gibt es daher eine ganz klare Empfehlung!

Yoga – der Allrounder für Körper, Geist und Seele

Es gibt zig verschiedene Yogaarten. Mein Favorit, um Endometriosebeschwerden zu lindern, ist **Yin Yoga** – es legt den Fokus auf die Entspannung und ist bei Weitem nicht so anstrengend wie Power Yoga oder ähnliche Stile, die den Fokus auf Fitness legen. Die Übungen beim Yin Yoga finden größtenteils im Liegen und Sitzen statt und sind ruhig und passiv. Die Positionen werden zwischen drei und fünf Minuten gehalten, um die Faszien zu dehnen. Es entspannt den Körper und den Kopf. Darum praktiziere ich es äußerst gern abends, um vorm Schlafengehen abzuschalten.

Falls ihr lieber in der Gruppe Yoga macht als zu Hause auf dem Wohnzimmerteppich, findet ihr bestimmt auch ein Yoga-Studio in eurer Nähe.

Spezielle Yoga-Empfehlungen

Hormonyoga wurde für Frauen entwickelt, die unter hormonellen Dysbalancen leiden, wie Menstruationsproblemen und Wechseljahrbeschwerden. Die Übungen sind so konzipiert, dass sie auf die hormonerzeugenden Drüsen und Organe wirken, beispielsweise die Eierstöcke oder die Schilddrüse. **Aber Achtung: Bei Endometriose ist Hormonyoga umstritten!** Ich habe es selbst noch nicht ausprobiert, aber schon viel Positives darüber gehört. Die Wirkung soll intensiv sein.

Luna Yoga wird bei Kinderwunsch empfohlen. Dabei handelt es sich um einen Yogastil, der traditionelle Techniken der altindischen Weisheitssysteme Yoga, Tantra und Ayurveda kombiniert. Die Haltungen, Stellungen, Bewegungen und Atemtechniken wirken besonders auf die Beckenregion und die Geschlechtsorgane, um die Fruchtbarkeit positiv zu beeinflussen.

Media-Tipp:

Ich liebe *HappyAndFitYoga*, ein YouTube-Channel, der vom Yoga-Quickie bis zur ausführlichen Session alles bietet und für Anfänger wie Fortgeschrittene gleichermaßen geeignet ist. Abgesehen davon hat die Yogalehrerin *Mady Morrison* noch tolle Videos online bei YouTube.

Entspannung ist das Thema!

Gerade bei einer chronischen Erkrankung ist es wichtig, dass wir unserem Kopf Pausen gönnen von der Problematik, die uns 24/7 begleitet und beschäftigt. Neben Yoga gibt es da noch viele andere Techniken und Tricks, die uns beim Abschalten helfen können.

Autogenes Training funktioniert super bei mir. Am Anfang braucht es allerdings etwas Übung, sich in den meditativen Zustand fallen zu lassen. Unter Umständen müsst ihr es ein paar Mal ausprobieren. Für alle Ungeduldigen definitiv eine kleine Herausforderung. Aber wenn man den Bogen erst einmal raushat, sind schon zwanzig Minuten am Tag Gold wert!

Das Praktische am autogenen Training ist, ihr könnt es überall und jederzeit machen. Es gibt Tausende Varianten bei Spotify, auf YouTube und Co. Ihr müsst nicht zwangsläufig in einen Kurs oder zu einer Therapeutin gehen. Übrigens bieten auch viele Volkshochschulen autogenes Training an.

Generell liebe ich es, zum Einschlafen Hörbücher zu hören. Mein absoluter Favorit ist *Bibi und Tina*, haha! Da kommt gern mal die kleine Anna aus mir heraus! Auch Podcasts finde ich super. Es gibt so viele interessante Themen, und ganz nebenbei bildet man sich noch fort.

Wer ein wenig Bewegung integrieren möchte, findet vielleicht in der **Progressiven Muskelentspannung** nach Jacobsen den passenden Ansatz gegen Unruhe und Angstzustände. PMR-Kurse werden in vielen Volkshochschulen angeboten, oder ihr sucht euch einen Ergotherapeuten in eurer Umgebung. Mit ein bisschen Erfahrung könnt ihr die Übungen auch zu Hause machen. Im Liegen oder sitzend in einem bequemen Sessel spannt ihr für einen Moment ausgewählte Muskelgruppen bewusst an. Der restliche Körper sollte relaxt sein.

Zur **Muskelrelaxation** und Schmerzbehandlung wäre auch noch der Einsatz von **TENS-Geräten** denkbar. Die Abkürzung steht für transkutane elektrische Nervenstimulation. Es handelt sich um eine

Reizstromtherapie, bei der elektrische Impulse über Elektroden an die Hautoberfläche abgegeben werden, um die Muskeln zu entspannen. TENS-Geräte könnt ihr euch von eurem Arzt verschreiben lassen. Bei entsprechender Indikation übernimmt die Krankenkasse die Ausleihgebühr.

Die Wirksamkeit von TENS wird kontrovers diskutiert. Es gibt Studien, die Erfolge gegenüber einer Placebobehandlung belegen, aber ebenso Ergebnisse, die keinen Vorteil für TENS zeigen konnten. Zu einer abschließenden Beurteilung liegen keine ausreichenden Daten vor.

Mir persönlich tat die Behandlung ganz gut, weil ich mich während der Anwendung hinlegte und darüber in einen allgemeinen Ruhezustand fand.

Heiße Tipps zum Schluss

Schmerzen reduzieren mit der richtigen Unterwäsche: Einige von euch kennen das Problem sicherlich. Nähte und Spitze an Unterhosen reiben und lösen teilweise richtig fiese Schmerzen aus. Mir tun viele Höschen vor allem an der Scheide weh. Nahtlose Slips sind deshalb super! Besonders High-Waist-Modelle aus einem weichen Materialmix wie beispielsweise aus Modal, Polyamid und Elasthan. Sie umschmeicheln wohlig den ganzen Unterleib. Allzu unsexy sind die übrigens nicht! Es gibt sie nämlich in vielen modernen Farben. Ich trage am liebsten schwarz. Meine Favoriten sind Marken wie Sloggi® und Hanro®, ich kaufe aber auch viel bei H&M®.

Wer noch einen **wärmenden Effekt** genießen möchte, sollte sich mal bei Kaiserschlüpfer® umschauen. Der Hersteller hat einen Slip designt, der über ein kleines Fach mit Wärmepäckchen verfügt. Eine tolle Erfindung, Ladies! Ich habe selbst zwei und bin begeistert. Zwar sehen diese nun wirklich nicht erotisch aus, aber sie erfüllen ihren Zweck und lindern meinen Schmerz.

Selfmade-Tipp

Es geht auch selbstgemacht: Dafür klebt ihr einfach ein Wärmepflaster, zum Beispiel von *Thermacare®*, in den Slip. Ich finde die Dinger superpraktisch und habe sie oft bei mir, wenn ich unterwegs bin. Sie sind nicht ganz billig, aber jeden Cent wert!

Was wir mit der passenden Ernährung erreichen können

Ernährung ist eines meiner Lieblingsthemen. Ich experimentiere gern mit verschiedenen Lebensmitteln und beobachte interessiert, wie sie auf meinen Körper wirken. Dabei lege ich den Fokus vor allem auf die Verträglichkeit. Wir Endosisters leiden ja häufig auch an Intoleranzen, die den Magen-Darm-Trakt zusätzlich belasten. Was das betrifft, bin ich voll ausgestattet: Ich habe eine Laktose- und Histaminunverträglichkeit, verzichte wegen der Endometriose außerdem auf Weizenmehl und bin Vegetarierin.

Die Ernährung endometriosespezifisch anzupassen, kann viele unserer Beschwerden deutlich lindern. Einige Nahrungsmittel treiben zum Beispiel die Entzündungsparameter in unserem Körper in die Höhe. Bei einer Krankheit, die mit Inflammation einhergeht, macht es Sinn, auf diese zu verzichten. Im Umkehrschluss gibt es wiederum Lebensmittel, die wir bewusst zu uns nehmen sollten, um die Funktionstüchtigkeit des Verdauungstrakts sowie unser Immunsystem und Wohlbefinden im Allgemeinen zu unterstützen. Dafür solltet ihr außerdem Sport beziehungsweise Bewegung in euren Tagesablauf integrieren.

Ihr solltet grundsätzlich Wert auf frische und naturbelassene Produkte und ein warmes Frühstück legen. Bitte habt Verständnis dafür, dass ich auf den folgenden Seiten nicht alle Lebensmittel, sondern nur einige Beispiele aufführen kann.

Dos and Don'ts

Welche Lebensmittel sollten wir Endosisters vermeiden?

- Sämtliche Esswaren, die **künstliche Transfette** enthalten. Die finden wir in Süßigkeiten, zuckrigen Backwaren, in vielen frittierten Speisen und Fertigprodukten.
- **Kuhmilchprodukte.** Nicht nur bei Laktoseintoleranz.
- **Kaffee, Alkohol, Nikotin.** Koffein raubt unserem Körper Vitamin B1, Biotin und Zink. Auf Getreidekaffee umzusteigen stellt eine Alternative dar. Ein kleiner Tipp: Hafermilch eignet sich super zum Süßen und gleichzeitig als Kuhmilchersatz. Alkohol entzieht uns neben Vitaminen übrigens auch Magnesium. Nikotin reiht sich nahtlos in die Reihe der räuberischen Substanzen ein. Genussgifte sollten wir demnach gnadenlos reduzieren!
- **Weizenmehlprodukte.** Auch wenn keine Glutenunverträglichkeit vorliegt, wirkt es sich positiv auf die Verdauung aus, auf Getreidesorten wie Dinkel, Kamut, Hirse oder Mais zurückzugreifen.
- **Rohkost** ist schwer verdaulich. Gemüse am besten garen oder kochen.
- **Rotes Fleisch** und **stark verarbeitete Fleisch- und Wurstwaren.** Diese treiben die Entzündungswerte hoch.

Wie immer bei der Endometriose gilt: Jede Patientin muss für sich herausfinden, was ihrem Körper guttut. Die Umstellung der Ernährung benötigt Zeit, um ihre Wirkung zu entfalten und sollte auch nicht zu radikal durchgeführt werden. Die Zufuhr viel konsumierter Lebensmittel gegebenenfalls schrittweise reduzieren. Am Beispiel von raffiniertem Zucker könnte das so aussehen: Zuerst die tägliche Naschration weglassen und mit der Zeit Kaffee oder Tee anderweitig süßen. Ein kalter Entzug ist anstrengend für den Körper, es kann vermehrt zu Kopfschmerzen und Müdigkeit kommen.

Geht rücksichtsvoll mit eurem Körper um! Gebt ihm Zeit, die neuen Essgewohnheiten anzunehmen.

Welche Lebensmittel gehören auf unseren Speiseplan?

- **Vollkornprodukte** und **kaltgepresste Öle** liefern unserem Körper ungesättigte Fettsäuren. Salopp gesagt, sind das die »guten« Fette. Wir brauchen sie für unseren Stoffwechsel. Sie stecken in Körnern und Samen, vor allem in Sesam, Leinsamen, Sonnenblumenkernen, Kürbiskernen, Nüssen, kaltgepresstem Olivenöl, Rapsöl, Fischöl und Leinöl. Auch **Fisch und Geflügel** sollte darum dreimal pro Woche auf den Tisch kommen. Helles Fleisch ist dem roten vorzuziehen.
- **Magnesiumhaltige Nahrungsmittel** wie Reis, Mais, Haferflocken oder Weizenkeime. Magnesium wirkt Krämpfen entgegen.
- **Sojaprodukte,** insofern keine Histaminunverträglichkeit vorliegt.
- **Frisches Obst** und **Gemüse** liefern uns Antioxidantien in Form von Vitaminen, Mineralstoffen und sekundären Pflanzenstoffen. Man könnte sagen, dabei handelt es sich um Schutzstoffe für unseren Körper. Durch Stress, Sonne und andere äußere Einflüsse laufen in unserem Körper Vorgänge ab, die wir Oxidation nennen. Bei der Oxidation entstehen freie Radikale. Diese greifen unsere Zellen an, sind mitverantwortlich für den Alterungsprozess und begünstigen die Entartung von Zellen. Antioxidantien helfen uns, mit freien Radikalen fertig zu werden. Für uns Endosisters sind sie nützlich, weil sie entzündliche Prozesse im Körper hemmen. Wir bekommen sie über die Vitamine A, C, E, Betacarotin, Mineralstoffe und Spurenelementen wie Zink, Selen und Magnesium.
- **Eineinhalb bis zwei Liter Flüssigkeit** pro Tag (Tee, Wasser).

Mineralien und Vitamine im Überblick

Mineralien und Vitamine (genau wie die sekundären Pflanzenstoffe) gehören zu den Mikronährstoffen. Im Gegensatz zu den Makronährstoffen (Kohlenhydrate, Eiweiße, Fette) liefern sie uns keine Energie. Dennoch übernehmen sie lebensnotwenige Aufgaben. Sie sind

Strukturbestandteil unserer Knochen, am Zellwachstum beteiligt und dienen uns als Schutz vor Krankheiten.

Wo steckt was drin?

- **Vitamin B6:** Avocado, Lachs, Nüsse, Puten- und Rindfleisch
- **Vitamin E:** Mandeln, Nüsse, Samen, Sesam-, Sonnen-, Weizenkeimöl
- **Vitamin C:** Brokkoli, Kartoffeln, Paprika, Zitrusfrüchte
- **Magnesium:** Bananen, grünes Blattgemüse, Haferflocken, Hülsenfrüchte, Kakao, Kürbiskerne, Reis, Sojabohnen, Sonnenblumenkerne, Trockenfrüchte
- **Zink** wirkt übrigens auch entzündungshemmend. Natürliche Zinkquellen sind: Bierhefe, Ei, Käse, Kürbiskerne, Roggenkeime, Sonnenblumenkerne, Weizenkleie
- **Kalzium:** Brokkoli, Grünkohl, Kopfsalat, Milchprodukte, Süßkartoffeln
- **Eisen:** Bei starken Blutungen solltet ihr auf euren Eisenwert achten. Den höchsten Eisengehalt haben vor allem die Fleischsorten, die wir Endometriosepatientinnen vermeiden sollen. Wir können aber gut auf andere Lebensmittel ausweichen. Viele Getreidesorten und Nüsse, aber auch Kartoffeln, Hülsenfrüchte und diverse Gemüse liefern uns einen ordentlichen Eisenanteil. Bei den meisten Fruchtsorten fällt der Gehalt etwas mickriger aus. Dafür gibt es Säfte, die Eisen hoch konzentriert enthalten, wie zum Beispiel Floradix® oder Rotbäckchen®.

Natürliche Waffen gegen Entzündungen und Krämpfe

Obst und Gemüse warten mit einer besonderen »Geheimwaffe« auf. Die sekundären Pflanzenstoffe geben den Lebensmitteln nicht nur ihre Farbe, sondern dienen vor allem als Abwehrstoffe gegen Fress-feinde oder mikrobiellen Angriff und wirken sich positiv auf die Wachstumsregulierung aus. Von diesen Eigenschaften können wir Menschen profitieren. Entsprechend ihrer chemischen Strukturen und Funktionen sind sie in verschiedene Gruppen eingeteilt. Wir werden uns die Karotinoide, Flavonoide und Saponine näher anschauen.

- Erbsen, Ginseng, Hülsenfrüchte, Kartoffeln, Kräuter, Rote Bete, Sojabohnen, Spinat, Tee und Tomaten gehören zu den **Saponinen** und wirken schleimlösend, entzündungshemmend und antimikro-biell. Letzteres bedeutet, sie hemmen das Wachstum von Mikro-organismen, wie Bakterien.
- **Karotinoide** kommen in Karotten, Kürbis, Paprika, Spinat und Tomaten vor und besitzen ebenfalls eine entzündungshemmende Wirkung.
- Krampflösend (und ebenso entzündungshemmend) wirken **Flavonoide.** Sie stecken in Getreide, sämtlichen Obstsorten wie Äpfeln, Orangen, Zitronen, Trauben, Kirschen, Aprikosen, Pflaumen, Birnen; in Gemüsesorten wie Sellerie und Zwiebeln; in Hülsenfrüchten, zum Beispiel in Kichererbsen und Sojabohnen, aber auch in Pflanzen wie Salbei und somit auch in einigen Teesorten.

Menstruationsbeschwerden lindern

Generell gilt bei hormonellen Beschwerden: ausreichend trinken und ausgewogen ernähren. Die **Flüssigkeitszufuhr** ist besonders während der Menstruation sehr wichtig. Kurz vor der Periode wird das Hormon Progesteron vermehrt produziert. Progesteron bereitet die Gebärmutter auf die Schwangerschaft vor, sorgt dafür, dass die

Gebärmutterschleimhaut stärker durchblutet und die Einnistung einer befruchteten Eizelle möglich wird. Kommt es nicht zur Befruchtung der Eizelle, sinkt der Progesterongehalt im Körper, und die Menstruation folgt. Ein Nebeneffekt der Progesteronabnahme ist der vermehrte Speicher von Wasser in den Zellen. Dies verursacht bei vielen Frauen ein aufgeblähtes Gefühl beziehungsweise Flatulenzen. Führen wir unserem Körper nicht genügend Flüssigkeit zu, legt er ein Depot aus den vorhandenen Wasservorräten an. Wassereinlagerungen lassen sich durch eine **salzarme Ernährung** reduzieren.

Ähnliches gilt für **Zucker:** Eine vermehrte Aufnahme von Kohlenhydraten führt zu Wasseransammlung – also auch hiervon die Finger lassen und lieber auf natürliche Süße in Früchten oder Ähnliches zurückgreifen. Die liefern uns wenigstens Vitamine und Mineralien. Ein gut gefüllter Mineralstoffspeicher wirkt sich positiv auf Menstruationsbeschwerden und das prämenstruelle Syndrom aus.

Vitamine und Mineralstoffe gegen PMS

Vitamin C kann durch seine entzündungs- und blutungshemmende Eigenschaft gemeinsam mit Bioflavonoiden starke Menstruationsblutung reduzieren. Das Vitamin speichert Energie und Vitalität.

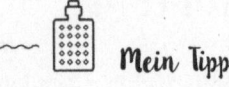

Mein Tipp

Ananas enthält außer Vitamin C Enzyme und Spurenelemente, die entspannend auf die Gebärmutter und Muskeln im Allgemeinen wirken.

Vitamin B6 soll eine mögliche Option zur Linderung der psychischen Beschwerden bei PMS sein. Es stellt einen wichtigen Faktor bei der Herstellung von Serotonin und Dopamin im zentralen Nervensystem dar. Beide spielen eine äußerst wichtige Rolle für unsere Stimmung und Befindlichkeit. Bei vielen PMS-Betroffenen ist an den Tagen vor der Periode der Serotoninspiegel im Blut erniedrigt, wodurch vermehrt Reizbarkeit, Stimmungsschwankungen und depressive Verstimmungen auftreten. Endometriosepatientinnen nehmen das Vitamin am besten über Kartoffeln, Fisch, oder Getreide auf.

Einen ähnlichen Effekt hat **Vitamin D**. Es wirkt positiv auf Stimmungsschwankungen, hilft aber auch, Schwellungen zu lindern. Der Körper stellt es selbst her, wenn er genügend Licht ausgesetzt ist. (Übrigens braucht unser Körper Vitamin D, um Mineralstoffe absorbieren zu können.)

Eisen ist außerdem an der Produktion des Glückshormons beteiligt, und **Zinkmangel** fördert die Neigung zu Depressionen.

Vitamin E und Magnesium sagen Krämpfen den Kampf an! Das Vitamin verringert die Produktion bestimmter Hormone, die mitverantwortlich für die Entstehung sind, und der Mineralstoff Magnesium wirkt lösend.

Zudem spielen die **ungesättigten Fettsäuren** eine wichtige Rolle bei der Linderung von Menstruationsbeschwerden. Genau genommen die langkettigen Omega-3-Fettsäuren wegen ihrer antiinflammatorischen (entzündungshemmenden) Wirkung. Diese stecken unter anderem in Leinöl und Lachs.

Die Traditionelle Chinesische Medizin geht außerdem davon aus, dass Milch den Körper verschleimt und Krämpfe fördert. Da viele Endometriosepatientinnen an einer Kuhmilchunverträglich leiden, ist die **Reduktion von Milchprodukten** des Weiteren ein Ansatz zur Linderung der Beschwerden.

Info

Grapefruit und die Pille – eine gefährliche Kombination

Grapefruit führt bei vielen Medikamenten, die über den Mund eingenommen werden, zu Wechselwirkungen. Bestimmte Inhaltsstoffe der Frucht hemmen ein körpereigenes Enzym namens CYP3A4, dessen Aufgabe es ist, die Wirkstoffe eines Medikaments im Darm zu verstoffwechseln.

Je nachdem, wie aktiv dieses Enzym ist, besteht die Möglichkeit, dass der Wirkstoff entweder zu rasch abgebaut wird und nicht richtig anschlägt oder die Arzneimittelbestandteile länger im Körper bleiben als gewünscht, wodurch die Inhaltsstoffe gefährliche Konzentrationen annehmen.

Im Fall der Pille bedeutet das: Der Effekt der Grapefruit verstärkt die Konzentration des Wirkstoffs, wodurch der Hormonspiegel steigt. Das kann auf Dauer zu Beschwerden wie Brustspannen führen und das Risiko für Thrombosen und Brustkrebs erhöhen. Gleiches gilt für Frauen in den Wechseljahren, die Hormonersatzpräparate mit Östrogenen einnehmen. Antidepressiva sind ebenfalls betroffen.

Abhängig von der Dosis und dem Konzentrat hält der Effekt mindestens vierundzwanzig Stunden an, manchmal auch mehrere Tage. Da ich täglich Grapefruit aß, riet mir mein Gynäkologe aus Ostfriesland ausdrücklich vom Verzehr ab.

Darmprobleme mildern

Der Gang zur Toilette ist für mich ein wichtiger Schritt für einen guten Start in den Tag. Ich hasse es, wenn ich verstopft bin! Die ganze

Magen-Darm-Problematik empfinde ich als eine der nervigsten und unangenehmsten Begleiterscheinungen der Endometriose. Darum widme ich dieser Thematik besonders viel Aufmerksamkeit und versuche, meine Verdauung über die Ernährung zu regulieren.

Flohsamenschalen haben sich für mich bewährt. Sie helfen nicht nur gegen Verstopfung, sondern auch bei Durchfall. Die enthaltenen Schleimstoffe bestehen aus verschiedenen Mehrfachzuckern. Unter der Zugabe von Wasser quellen sie auf, und es entsteht eine zähflüssige Substanz. Diese ist zwar nicht appetitlich anzusehen, und auch die Konsistenz ist etwas gewöhnungsbedürftig, aber dafür wirken die Flohsamenschalen in zwei Richtungen: Harter Stuhlgang wird geschmeidig, und bei Durchfall binden sie das überschüssige Wasser.

Ihr könnt die Flohsamen trinken, am besten morgens. Lasst dafür einen Teelöffel der Samen oder Schalen in einem Glas Wasser aufquellen. Um diese Mixtur geschmacklich etwas aufzuwerten, könnt ihr auch Saft statt Wasser nehmen.

Ich mische die Flohsamen am liebsten in Joghurt und gebe etwas Wasser hinzu. Dadurch wird die Konsistenz weniger zähschleimig. Auf die Dauer gewöhnt man sich einigermaßen daran – versprochen!

Leinsamen sind meine Nummer eins bei Verstopfung. Ich nehme sie seit Jahren täglich zu mir. Ein Teelöffel reicht schon. Ab damit in einen Joghurt oder ins Müsli – das mische ich mir übrigens am liebsten selbst zusammen.

Mit diesem Müsli startet ihr energiegeladen in den Tag. Die Leinsamen und Haferflocken sorgen für eine gute Bekömmlichkeit im Darm. Außerdem enthalten Haferflocken Ballaststoffe, Magnesium, Eisen, Kalzium und Zink. Eine Mango in der Kombination liefert euch zusätzlich noch Kalium und Vitamin B6. Das brauchen wir Endosisters!

Übrigens: Zimt wirkt antimikrobiell und wird in der Naturheilkunde unter anderem gegen bakterielle Infekte des Verdauungssystems eingesetzt. Außerdem soll er die Libido steigern!

Was ihr für »mein Müsli« braucht:

3 EL Haferflocken (Feinblatt)

Eine Handvoll Rosinen

1 EL Leinsamen

Kokos- oder Hafermilch

Evtl. etwas Honig oder Agavendicksaft für die Süße

Zimt

Obst euer Wahl (ich nehme gern Mango)

Joghurt eurer Wahl (gegebenenfalls laktosefrei)

Kokosflocken

Apfelmus (aus 100 Prozent Frucht)

Mandelmus

Gebt Haferflocken, Rosinen und Leinsamen in einen Topf und gießt etwas Milch hinzu, gerade so viel, dass eure Zutaten bedeckt sind. Wenn nötig, könnt ihr später noch etwas Flüssigkeit nachgeben. Es darf auch Wasser sein.

Stellt den Herd auf niedrige Stufe, und lasst den Brei vorsichtig und unter ständigem Rühren aufkochen. Vorsicht: Er brennt schnell an! Ich liebe Kokosmilch in Kombination mit den Flocken. Die Mischung schmeckt dann leicht exotisch.

Wer es ein bisschen süßer mag, kann noch Honig oder Agavendicksaft untermischen und das Ganze mit Zimt abschmecken. Euer Porridge sollte etwa fünf bis zehn Minuten quellen.

In der Zwischenzeit könnt ihr das Obst schneiden. Anschließend gebt ihr es zusammen mit dem Haferbrei in eine Schüssel und hebt noch ein wenig Joghurt unter. Je nach Lust und Laune könnt ihr die Kokosflocken jetzt untermischen oder über das fertige Müsli streuen. Bei mir dürfen zwei bis drei Löffel Apfelmus nicht fehlen. Mit einem Klecks Mandelmus runde ich meinen Porridge ab.

> **Tipp:**
> Flohsamenschalen dürfen nach Belieben auch noch ins Müsli!
> Wenn ihr sie nicht direkt in den Joghurt mischt, müsst ihr eventuell
> etwas Wasser nachgießen.

Ernährung und ich

Mein Essverhalten umzustellen, war eigentlich keine große Sache, da ich mich schon immer sehr bewusst ernährt habe. In meinem Elternhaus wurde abwechslungsreich gekocht, und Softgetränke wie Cola und Limo gab es selten – eigentlich nur zu Geburtstagen oder anderen Feierlichkeiten. Als Kind fand ich das manchmal doof, aber heute bin ich dankbar, dass ich nicht süchtig nach der Zuckerbrause bin.

Mein großes Laster hingegen waren Burger, Pommes und Pizza. Davon löste ich mich glücklicherweise während der Dreharbeiten zu *Germany's Next Topmodel*, denn dort gab es kein Fast Food. In der Zeit wurde ich auch gänzlich zur Vegetarierin. Der Geruch von Fleisch hat mich ja schon immer abgestoßen, ganz besonders der von Geflügel, und bei *GNTM* stand hauptsächlich Huhn auf dem Speiseplan. Übrigens war es die Betreuerin aus der Modelvilla, die mich auf die Idee brachte, einen Test auf Laktoseintoleranz machen zu lassen. Denn mir ging es immer besonders schlecht, wenn beispielsweise Sahne in einem Gericht enthalten war – das hatte ich selbst auch schon beobachtet. Darum stellte ich probehalber auf Soja- und Mandelmilch um und ließ mich nach Abschluss der Dreharbeiten beim Internisten untersuchen. Der Test fiel positiv aus. Auf Fructose reagierte ich glücklicherweise unauffällig – für einen Obstliebhaber wie mich wäre das eine Katastrophe gewesen.

Durch den Verzicht auf Kuhmilchprodukte verschwanden meine Darmprobleme allerdings längst nicht gänzlich. Wenn ich mir vorm Zubettgehen eine heiße Sojamilch mit Honig gönnte, bekam ich schmerzhafte Blähungen, und mir wurde schwindelig. Wie konnte das sein?

Über die Jahre probierte ich vieles aus. Von einer strikten zuckerarmen Ernährung bis hin zur Paleo-Diät, bei der man sich völlig auf die Lebensmittel beschränkt, die schon in der Steinzeit vorkamen – bei uns zu Hause waren meine Ernährungseskapaden echt ein leidiges Thema. Meine Mutter wusste teilweise nicht mehr, was sie überhaupt noch kochen sollte. Nichts bekam mir wirklich gut. Blähungen und der Endobelly blieben meine treuen Begleiter. Die ganze Thematik gab mir so viele Rätsel auf, dass ich immer wieder auch nach psychischen Ursachen für meine Probleme suchte.

Histaminunverträglichkeit und Endometriose

Erst mit zwanzig kam ich langsam auf die richtige Fährte, als ich Martina Liel kennenlernte. In einem langen Telefonat kauten wir »all unsere Gebrechen« durch. Irgendwann sprachen wir über Schmerzmittel, genau genommen über Novalgin®, und Martina erzählte mir, dass sie oft Schwindelattacken nach der Einnahme bekam und ihr das Medikament Übelkeit verursachte. »Gerade bei Endometriose ist Histamin ja nicht so gut, dazu gibt es sogar Studien«, erwähnte sie noch – und da ging mir plötzlich ein Lichtlein auf. Ich erinnerte mich an die Zeit nach meiner ersten Bauchspiegelung und an die Fieberträume, die ich hatte. Mir war mehrere Tage richtig schlecht gewesen, ich hatte sogar Halluzinationen. Die Ärzte aus dem Krankenhaus verabreichten mir damals Novalgin® zur Schmerzbehandlung.

Info

Was ist Histamin?

Histamin ist ein körpereigener Botenstoff, der unter anderem aus Mastzellen (Immunzellen) freigesetzt wird, zum Beispiel bei allergischen Reaktionen. Es spielt eine zentrale Rolle bei Entzündungen, um eine Anschwellung des Gewebes zu bewirken und dient als wichtiger Regulator bei der Magensäureproduktion, dem Bewegungsvermögen von Organismen und Zellorganellen, der Steuerung des Schlaf-Wach-Rhythmus und der Appetitkontrolle.

Worum handelt es sich bei einer Histaminintoleranz?

Histamin ist nicht nur ein Botenstoff, der in unserem Körper vorkommt. Es steckt auch in vielen Lebensmitteln. Unter einer Histaminose versteht man die Unverträglichkeit von Histamin, das mit der Nahrung aufgenommen wird. Die Ursache dafür ist ein Mangel der Histamin-abbauenden Enzyme Diaminoxidase (DAO) und/oder Histamin-N-Methyltransferase (HNMT) beziehungsweise ein Missverhältnis zwischen Zufuhr und Abbau des Histamins. Vereinfacht ausgedrückt: Der Körper reagiert auf eine erhöhte Menge mit Juckreiz, Schwindel, Erbrechen, Durchfall, Blähungen, Kopfschmerzen und vielen weiteren Symptomen.

Ich begann zu recherchieren und erzählte aufgeregt meiner Mutter von meinem Verdacht. Doch ihre Reaktion war das genaue Gegenteil von meiner – von Erleichterung keine Spur. Stattdessen sagte sie, ich solle mir nicht noch mehr »dazudichten«, denn ich würde mich schon genug einschränken beim Essen. Diese Aussage traf mich im ersten Moment wie eine unerwartete Ohrfeige. Klar, sie machte sich Sorgen, weil ich schon immer so dünn war. Ich verfolgte diesen Ansatz zunächst also nicht weiter.

Das Thema flammte erst eines Abends wieder auf, als ich während eines Restaurantbesuchs mit meinem Freund kurz vor der Ohnmacht stand, nachdem ich einen Thunfischsalat gegessen hatte. Ich war völlig weggetreten, bekam von der Heimfahrt kaum etwas mit. Zu Hause legte ich mich sofort hin, lagerte die Beine hoch, um meinen Kreislauf zu stabilisieren und packte mir einen nassen, kalten Waschlappen auf die Stirn gegen die Schweißausbrüche. Mir war totschlecht – noch die ganze Nacht lang.

Am nächsten Tag fing ich an zu googeln und fand heraus, dass Fisch Histamin enthält und Thunfisch sogar nicht zu knapp. Von da an führte ich einen Selbsttest durch: Immer wieder wagte ich mich an verschiedene Fischarten heran und beobachtete, was passierte. Mal traten die Symptome nur in abgeschwächter Form auf, dann saß ich wieder kreidebleich am Esstisch. Wenn es besonders heftig war, dachte ich zuerst, ich bekäme einen klassischen Schmerzschub, wie ich es sonst von meinen Endometriosebeschwerden kannte, weil das Level der Krämpfe ähnlich intensiv war. So richtig schlau wurde ich aus der ganzen Nummer immer noch nicht. Zumal ich mich nach wie vor strikt an die Ernährungsempfehlung bei Endometriose hielt.

Auf der Reha fügten sich allmählich die letzten Puzzleteile zusammen. Nach dem Wochenende, an dem mich meine Mutter besucht und ich fürchterliche Magen-Darm-Probleme hatte, kam ich mit einer anderen Patientin ins Gespräch. Sie litt nicht an Endometriose, sondern an Mastozytose und musste sich aufgrund dieser Erkrankung histaminarm ernähren. Dementsprechend gut kannte sie sich aus und klärte mich über die Lebensmittel auf, die Histamin enthalten.

Welche Nahrungsmittel kann man bei Histaminintoleranz essen, worauf sollte verzichtet werden?

 Die Frage ist nicht ganz leicht zu beantworten. Denn der Histamingehalt eines Lebensmittels verändert sich abhängig vom Reifegrad, der Lagerungsdauer oder bestimmten Verarbeitungsprozessen. Dies liegt maßgeblich an Mikroorganismen wie Bakterien, die an diesen Abläufen beteiligt sind und Histamin generieren. Beispielsweise entstehen durch Alterung der Nahrungsmittel höhere Histaminlevel. Ein gutes Beispiel geben uns Käse und Rotwein. Andere Nahrungsmittel wiederum hemmen das Histamin-abbauende Enzym Diaminoxidase (schwarzer Tee, Farbstoffe) oder setzen vermehrt Histamin frei (Zitrusfrüchte, Nüsse). Jeder dieser Mechanismen ist insbesondere für Menschen mit Histaminunverträglichkeit (HIT) problematisch.

Alle Lebensmittel, die Symptome auslösen können, findet ihr in der sogenannten SIGHI-Liste (Schweizerische Interessengemeinschaft Histamin-Intoleranz). In dieser Tabelle seht ihr auch, wie arm oder reich an Histamin beispielsweise eine bestimme Obst-, Gemüse-, Fisch- oder Käsesorte ist.

Der große Aha-Effekt!

Wenn ich mir so ansah, was bei mir täglich auf dem Speiseplan stand, war der Fall eigentlich schon klar! Natürlich wollte ich die Vermutung trotzdem von einem Arzt bestätigt bekommen. Doch wie wird man eigentlich auf Histaminintoleranz untersucht? Macht man dazu einen Bluttest? Als ich anfing, mich umzuhören, stolperte ich über abenteuerliche Aussagen: Angeblich sei es nicht so leicht, eine Histaminunverträglichkeit festzustellen, da die Blutwerte diesbezüglich nicht immer aussagekräftig wären. Außerdem würde es nur wenige Ärzte in Deutschland geben, die sich mit dem Thema beschäftigen usw.

Info

Wie diagnostiziert man eine Histaminintoleranz?

Bislang gibt es keine einzelnen Labortests, die mit wenigen Messgrößen bestätigen, dass eine Unverträglichkeit gegenüber zugeführtem Histamin existiert. Die Hinweise auf eine Histaminose ergeben sich überwiegend aus den Beobachtungen der Betroffenen. Es ist sinnvoll, ein Ernährungstagebuch zu führen und am besten die Symptome gleich mit aufzulisten. Neben den gängigen Allergie- und Bluttests hilft dieser Überblick dem Allergologen oder gegebenenfalls Internisten, andere Krankheitsbilder auszuschließen. Das nennt man Differenzialdiagnostik.

Die einzige geeignete diagnostische Methode ist eine Provokationstestung mit Histamin in schrittweise aufsteigenden Dosierungen. Die Aufnahme erfolgt oral und unter ärztlicher Aufsicht.

Zusammen mit meinem Stiefvater ging ich damals zu einem Hautarzt in Ostfriesland. Er nahm mir Blut ab, um den Tryptasewert zu bestimmen. Ist dieser erhöht, kann das ein Indiz für eine Histaminintoleranz sein. Allerdings dient dieser Wert auch als Indikator für andere Krankheiten. Darum bringt eine Blutabnahme keine sichere Diagnose.

Bei Tryptase (TRYPT) handelt es sich um einen im Blut bestimmbaren Botenstoff, der von bestimmten Entzündungszellen (Mastzellen) gebildet und bei deren Aktivierung freigesetzt wird. Eine vorübergehende Erhöhung der Tryptasekonzentration im Blut kann im Anschluss an schwere Verlaufsformen allergischer Reaktionen auftreten. Dauerhaft erhöhte Tryptasewerte können einen Hinweis auf bestimmte Erkrankungen wie Mastozytose oder Leukämie darstellen.

In meinem Fall waren die Ergebnisse nicht einmal auffällig. Doch irgendetwas konnte mit mir ja nicht stimmen, wenn ich ständig Durchfall, quälende Blähungen und Schwindelattacken hatte.

Da auch Frau Dr. Mechsner in einem Gespräch erwähnte, dass eine histaminarme Ernährung die Beschwerden während der Periode und bei Endometriose lindern kann, blieb ich an meinem Verdacht dran. Das Ärzte-Hopping begann – mal wieder!

Meine Hausärztin in Regensburg, der ich regelmäßig von meinen Symptomen berichtete, überwies mich zum Gastroenterologen, der wiederum räumte ein, wenig Erfahrung auf dem Gebiet zu haben. Ein Pluspunkt für ihn in meinen Augen, denn ich finde es gut, wenn Ärzte diesbezüglich ehrlich sind und an kompetente Kollegen abgeben.

So kam ich schließlich zu Herrn Dr. Sieber in Wörth an der Donau. Ein Glückstreffer, wie ich noch herausfand. Aber bis es so weit war, machte ich mich dreieinhalb Monate total verrückt. Was, wenn er mir nicht glaubt oder es am Ende doch keine Histaminintoleranz ist? Ich geriet in den altbekannten Panik-Strudel, den ich noch zu gut von meiner langen Reise auf dem Weg zur Diagnose bei der Endometriose verinnerlicht hatte. Doch Dr. Sieber war von der ersten Sekunde an wunderbar und sehr verständnisvoll.

 **Info**

Dr. med. Wolfgang Sieber, Chefarzt der Pneumologie, Facharzt für Innere Medizin, Pneumologie, Allergologie, Umwelt-, Sport-, und Notfallmedizin und ärztlicher Direktor der Kreisklinik Wörth an der Donau: Nahrungsmittelunverträglichkeiten und -allergien stellen auch uns Ärzte vor eine schwierige Aufgabe. Oft handelt es sich um versteckte Allergene oder schlecht prüfbare Unverträglichkeiten. Viele Testmethoden sind wissenschaftlich kaum erforscht. Die Suche nach dem Allergen oder der unverträglichen Substanz gleicht häufig einem Detektivspiel, für das man Zeit braucht und dem Patienten gut zuhören muss. In den meisten Fällen müssen auch mehrere Dinge zusammenwirken, genannt Augmentation, um eine Reaktion bei Patienten auszulösen. Dies macht die ganze Sache noch schwieriger. Schließlich lohnt sich jedoch der Aufwand, da die Patienten nach Identifikation des auslösenden Übels eine deutlich bessere Lebensqualität haben.

Dr. Sieber bestätigte meinen Verdacht schon anhand meiner Erzählungen. Ich war tierisch erleichtert, dass er mich nicht als Simulantin abtat. Sicherheitshalber machte er noch einen Pricktest, um andere mögliche Allergien auszuschließen. Dabei werden verschiedene allergenhaltige Lösungen auf dem Unterarm aufgetragen und mit kleinen Nadelstichen in die Haut eingebracht. Entsteht Rötung oder Juckreiz, handelt es sich um eine positive Reaktion auf den Allergietest.

Der Pricktest ergab keine Auffälligkeiten, ebenso wenig die Ergebnisse einer erneuten Blutabnahme. Umso interessanter war für mich die Tatsache, dass Dr. Sieber einer der wenigen Ärzte ist, der Provokationstests durchführt. Ich hätte am liebsten sofort losgelegt, so aufgeregt war ich. Darum führte ich während der zweimonatigen Wartezeit akribisch mein Ernährungstagebuch weiter und beobachtete genau, auf welche Lebensmittel die Symptome schwächer oder stärker ausgeprägt waren.

Mögliche Symptome einer Histaminintoleranz

Die allergische Reaktion stellt sich in den meisten Fällen etwa 15 Minuten nach der Nahrungsaufnahme ein. Die Beschwerden umfassen ein breites Spektrum an innerlichen und äußerlichen Symptomen und sind unterschiedlich stark ausgeprägt. Dazu gehören:

- Atembeschwerden
- Bauchschmerzen
- Blähungen
- Blutdruckabfall
- Durchfall
- Erbrechen
- Hautauschlag und -rötungen
- Herzrasen
- Hustenreiz
- Juckreiz
- Kopfschmerzen
- Menstruationsbeschwerden
- Migräne
- Niesen
- Ödeme
- Schwindel
- Sodbrennen
- triefende Nase
- Übelkeit

Bei mir geht die Histaminintoleranz hauptsächlich mit Durchfällen, Blähungen, Darmschmerzen, Schwindel, Übelkeit, Kreislaufschwäche, Herzrasen und Kopfschmerzen einher. Ähnlich wie bei der Endometriose finde ich es oft schwer, die facettenreichen Symptome zweifelsfrei ihrer Ursache zuzuordnen.

Der Provokationstest

Die Untersuchung der Histaminintoleranz löste wie damals meine Diagnose diesen abartigen Wunsch in mir aus, den wohl nur Menschen nachvollziehen können, die jahrelang nach der Ursache für ihre Beschwerden suchen: Der Arzt sollte mir bitte diese Krankheit bestätigen, damit ich endlich Klarheit hätte! Denn manchmal fiel es mir wirklich schwer, mich selbst überhaupt noch ernst zu nehmen. Schon wieder ein neues Zipperlein, das mich nicht nur körperlich, sondern auch psychisch belastete. Teilweise traute ich mich nicht mal mehr in Restaurants, weil ich Panik vor den Konsequenzen hatte. Manchmal verging mir die Lust am Essen sogar generell, zu groß war die Angst vor den schmerzhaften Krämpfen, die mich im Anschluss erwarteten.

Nüchtern zum Termin bei Herrn Dr. Sieber zu erscheinen, war in dieser Phase also eine meiner leichtesten Übungen. Dort verabreichte mir die Krankenschwester zwei Tassen mit Pfefferminztee, wovon nur einer mit Histamin versetzt war. Das Ganze lief ab wie Blindverkostung. Ich wusste nicht, welches Getränk es in sich hatte – im wahrsten Sinne des Wortes. Für jede Tasse bekam ich eine halbe Stunde Zeit zum Trinken. Währenddessen maß eine Schwester alle zehn Minuten Blutdruck, und ich musste mein Befinden beschreiben. Im Verlauf traten langsam Kopfschmerzen auf, ich wurde müde, und mein Dekolleté begann zu jucken. Waren das jetzt gute oder eher schlechte Anzeichen? Sonst bekam ich eigentlich auch Durchfall dazu. Wieso dieses Mal nicht?

Dr. Sieber erklärte mir wieso: Die Dosis, die sie beim Test verabreichen, ist nicht so hoch dosiert, dass die Probanden bedrohliche Beschwerden bekommen und womöglich noch stationär aufgenommen werden müssen. Dennoch waren meine Reaktionen eindeutig: Unverträglichkeit bestätigt!

Histaminintolerant – und jetzt?

Ich war erleichtert – wenn auch nicht auf die naive Weise, wie damals, als ich die Endometriose diagnostiziert bekam. Denn auch in dem Punkt fühlte ich mich wie in einer Zeitschleife gefangen. Zwar wusste ich jetzt, was mein Problem war, aber viel dagegen tun konnte ich nicht. Außer, meine Ernährung anzupassen – noch mehr, als ich es wegen der Endometriose und der Laktoseintoleranz ohnehin schon tat. Offenbar hatte ich mir bisher die reinsten Histaminbomben zugeführt – wie ich es salopp gern nenne.

Korrekterweise muss ich natürlich dazusagen, dass nicht immer das Lebensmittel an sich vor Histamin strotzt, sondern mitunter lediglich die Freisetzung des Botenstoffs in meinem Körper begünstigt oder eben den Abbau hemmt. Gerade wenn ich beruflich unterwegs bin, auf Events beispielsweise oder Kooperationen drehe, ist es schwierig, auf alles Rücksicht zu nehmen. Zwar packe ich mir oft mein eigenes Frühstück ein oder einen Snack für Zwischendurch, aber für den Notfall habe ich trotzdem die Allergietabletten dabei, die mir Dr. Sieber verschrieben hat – Aerius® enthält Desloratadin, was zu den Antihistaminika gehört. Ein anderes Präparat, das rezeptfrei erhältlich ist, ist Daosin®. Durch den Verzehr einer Kapsel vor dem Essen wird die Menge des Enzyms DAO im Dünndarm und somit die Fähigkeit zum Histaminabbau erhöht. Dadurch kann ein ausreichender Abbau von Histamin aus Lebensmitteln im Verdauungstrakt erzielt werden.

Ihr könnt euch auch Unterstützung von einem Ernährungsberater holen. Dr. Sieber stellte mir dafür sogar ein Rezept aus.

Da ich lieber mein eigenes Ding mache, fuhr ich in den Buchladen und stöberte nach Literatur zum Thema Histaminunverträglichkeit – emotional und mental bereit, mich auf das neue Projekt einzulassen. Trotz aller Offenheit stieß ich schnell an meine Grenzen. Wie ich feststellen musste, hatte beinahe jedes Lebensmittel, das ich täglich zu mir nahm – Avocado, Hummus, Linsen, Bohnen –, das Potenzial, Unverträglichkeitsreaktionen auszulösen. Da wunderte mich nichts mehr! Wo bitte steckt denn kein Histamin drin? Nicht einmal mein Leibgericht durfte auf dem Menüplan erhalten bleiben – laktosefreier Rahmspinat mit Spiegelei. Das war jetzt nicht gerade die größte Überraschung, denn schon während des Essens hatte ich davon immer Durchfall bekommen. Der Verzicht darauf bedeutet für mich trotzdem ein riesiges Opfer.

Zu allem Übel kommen sich meine Intoleranzen auch noch gegenseitig in die Quere. Käse zum Beispiel, der länger gereift ist, enthält von Natur aus keine oder nur sehr geringe Anteile an Laktose. Dafür steigt durch den Alterungsprozess der Histamingehalt. Also hieß es auch für die meisten Käsesorten: Raus aus meinem Kühlschrank! Da ich ja auch kein Fleisch esse, blieb unterm Strich nicht mehr viel übrig.

Anfangs war ich echt verzweifelt und total überfordert beim Kochen. Ich habe mich so einseitig ernährt – von Ofengemüse mit laktosefreiem Kräuterquark und Schafskäse, bis es mir fast zu den Ohren rauskam. Das ganze Theater um »dies kann ich nicht essen« und »das darf ich nicht essen« ging mir extrem auf die Nerven. Innerlich entwickelte ich schon wieder total die Antihaltung. Am liebsten hätte ich gar nichts mehr gegessen oder mir alles reingeschoben, worauf ich Lust hatte, ohne Rücksicht auf Verluste!

Es kostete mich unendlich viel Disziplin, diesem Trieb nicht nachzugeben. Gleichzeitig verdanke ich es wohl auch meinem Dickkopf, dass ich der Versuchung nicht erlag. Mein starker Wille hat mir dabei geholfen, in dieser Angelegenheit ins Gleichgewicht zu finden. Dabei ist es ganz wichtig, sich nicht immer alles zu verbieten. Grundlegend halte ich mich natürlich an eine diätische Ernährung, aber ich erlaube mir auch mal eine Pizza, wenn ich Heißhunger verspüre, oder ein Glas Wein mit einer Freundin zu trinken. Darüber definiere ich auch ein Stück Lebensqualität. Wein, der nicht so lange gereift ist, vertrage ich recht gut. Darum bestelle ich mir zum Beispiel immer einen Rotwein, der nicht älter als ein Jahr ist. Um beim Essen mal sündigen zu können, nehme ich vorab zwei Daosin® ein.

Bevor ich verreise, schlucke ich manchmal schon morgens auf nüchternen Magen eine Aerios®, sodass ich für alle Fälle gewappnet bin.

Mein Fazit: Seit ich mich histaminarm ernähre, haben sich auch meine Endometriosebeschwerden verbessert. Klar bekomme ich noch

Schmerzschübe, und die Periode ist ein Albtraum, aber zumindest das 24/7 Völlegefühl ist nicht mehr vorhanden. Ich kenne viele Frauen, die Ähnliches berichten, auch wenn der Einfluss von Histamin auf die Endometriosebeschwerden medizinisch bisher nicht erwiesen ist. In den USA gibt es immerhin Studien, die sich damit beschäftigen.

Histaminarm kochen

Wenn das Leben dir Zitronen schenkt ... mach besser keine Limonade draus – zumindest nicht, wenn du an Histaminintoleranz leidest. Da suchen wir uns doch lieber eine besser verträgliche Zutat aus. Vor allem auf Instagram hole ich mir viele Anregungen zum Kochen. Nach Bedarf wandle ich Rezepte auch leicht um, damit sie sich mit meiner Laktoseintoleranz oder dem vegetarischen Lifestyle vertragen. Gebt doch einfach mal die Hashtags #histaminfrei oder #histaminarm ein, und lasst euch inspirieren. Hier ein paar meiner Lieblingsrezepte ...

Karotten-Zucchini-Puffer

130 g Karotten
130 g Zucchini
1 TL Salz
1 Eigelb (oder zwei Wachteileier)
1,5 EL Dinkelmehl
Gewürze eurer Wahl
Eine Handvoll laktosefreier Streukäse

Die Karotten und Zucchini grob raspeln, in einer Schüssel mit einem Teelöffel Salz vermengen und für zehn Minuten ruhen lassen. Anschließend das gezogene Wasser ausdrücken. Den Rest der Zutaten hinzufügen und durchkneten. Danach kleine Puffer in der Pfanne ausbraten.

<u>Tipp:</u>
Kräuterquark und **Gurkensalat** schmecken super dazu. Ich mache den Kräuterquark mit Magerquark, Basilikum und Petersilie. Schließlich schmecke ich das Ganze mit Salz ab. Für den Gurkensalat schält und schneidet ihr eure Gurke wie gewohnt. Dazu gebt ihr paar Frühlingszwiebeln. Achtung: Nur der obere Teil ist histaminarm.

Ich musste lange rumprobieren, bis mir ein gutes Dressing gelungen ist. Ich vermisse den Senfgeschmack darin sehr und fand es nicht leicht, Ersatz für diesen zu finden. Ich mixe gern frei Schnauze. Mein **Dressing** enthält ungefähr:

1 TL Olivenöl (Kürbiskernöl schmeckt auch klasse!)
1 TL Tahin
1 TL Honig
1-2 TL Apfelessig (oder histaminarmen Essig)
1 Prise Salz

Falls der Hunger mal größer ist und euch der Gurkensalat und die Puffer nicht ausreichen, empfehle ich Süßkartoffelpommes dazu.

Abends esse ich ungern schwere Kost. Um trotzdem etwas Leckeres auf den Teller zu bekommen, funktioniere ich manche Speisen einfach um. So wird aus einem herkömmlichen Burger ganz einfach ein:

Apfelburger mit Ziegenkäse

1 Apfel
1 Ziegenkäsetaler
Etwas Honig
Evtl. Kräuter der Provence

Anstelle eines Brötchens verwendet ihr lediglich einen Apfel. Hört sich komisch an, ist aber lecker und genial einfach! Ein Ziegenkäsetaler (ohne festen Rand) ersetzt das Fleischpatty.

Weil wir den vitaminreichsten Teil nicht verlieren wollen, bleibt die Schale am Apfel dran. Also: gut waschen! Teilt ihn in zwei Hälften, und entfernt das Kerngehäuse. Dann legt ihr den Ziegenkäsetaler auf eine Hälfte des Apfels, streicht etwas Honig darüber (ich streue noch Kräuter der Provence darüber), packt den »Deckel« darauf, und schiebt euren Burger in einer kleinen Auflaufform für ungefähr zwanzig Minuten bei 180 Grad Heißluft auf mittlerer Schiene in den Ofen.

Als Beilage eignet sich ein Salat, Brot mit Kräuterquarkdip oder Grillgemüse.

Zur Krönung noch ein Dessert: Mein Apfelkuchen. Das weltbeste Rezept kommt natürlich von meiner Oma und hängt an meinem Kühlschrank. Ich erinnere mich nur zu gut an den Duft von frisch gebackenem Apfelkuchen und vor allem an die Bauchschmerzen, die ich immer hatte, nachdem ich die Teigreste aus der Schüssel genascht hatte.

Mein Apfelkuchen geht einfach und schnell. Sargis liebt ihn, und mittlerweile mache ich ihn fast wöchentlich. Backen ist eine große Leidenschaft von mir. Es macht mir Spaß, alles in eine Schüssel zu hauen und dann gespannt darauf zu warten, ob der Kuchen schmeckt. Denn ich probiere auch hier gern verschiedene Zutaten aus. Zucker ersetze ich durch deutlich gesündere Alternativen wie Kokosblütenzucker, Honig, Agavendicksaft oder Apfelmus. Bei flüssigen Süßmitteln, die die Konsistenz des Teigs verändern, müsst ihr gegebenenfalls ein bisschen experimentieren, bis ihr die perfekte Dosierung findet.

Info

Weitere Alternativen zu herkömmlichem Zucker:
Dattelmus könnt ihr easy selbst herstellen. Weicht dreißig
Gramm Datteln für zwanzig Minuten in Wasser ein und püriert sie
anschließend.

Stevia oder **Erythrit** werden gern genutzt, um Kohlenhydrate
und damit zusätzliche Kalorien zu vermeiden. Sie sind deutlich
süßer als Zucker, darum braucht ihr davon eine geringere Menge.
Allerdings solltet ihr diese Süßstoffe mit Vorsicht genießen. Ein
Verzehr in großen Mengen kann zu Durchfall führen. Falls Hunde
in eurem Haushalt leben: Für die Vierbeiner haben diese Süßungs-
mittel fatale Folgen.

Meinen Apfelkuchen mache ich am liebsten im Thermomix®. Die Zutaten und die Dosierung bleiben unverändert, auch wenn ihr ihn im
Ofen backt.

Annas Apfelkuchen

3–4 Äpfel (Braeburn oder Boskop, je nach Größe braucht ihr
vielleicht einen mehr oder weniger)
1 Päckchen Weinstein Backpulver
180 g Dinkelmehl (manchmal ersetze ich auch 20 % des Mehlanteils
durch Kokosmehl oder Leinsamenmehl)
20 g Leinsamen
1 Ei (oder 2 Wachteleier)
90 g Kokosblütenzucker
120 g Rapsöl

1–2 EL Apfelmus (100 % Frucht)
Evtl. etwas Mineralwasser
Eine Prise Zimt
Evtl. 1 TL Mandelmus

Den Backofen könnt ihr schon mal auf 180 Grad Heißluft vorheizen. Die Äpfel werden geschält, geviertelt und entkernt. Dann ritzt ihr die Oberseite der Äpfel mehrfach ein. Alle Zutaten bis auf das Mineralwasser, das Apfelmus und den Zimt werden in einer Schüssel miteinander vermengt.

Anschließend rührt ihr das Apfelmus unter. Je nach Konsistenz eures Teiges, müsst ihr vielleicht etwas Wasser hinzugießen, damit er lockerer wird. Am Schluss streut ihr etwas Zimt darüber. Ich mag es süß, darum erweitere ich das Rezept gern noch um etwas Mandelmus.

Eine Springform eignet sich ideal für den Kuchen. Fettet die Form mit Öl oder Margarine ein. Alternativ könnt ihr Backpapier einspannen. Gebt den Teig in die Backform und drückt die Apfelstücke mit der geritzten Seite nach oben zeigend in den Teig. Die Oberfläche sollte komplett mit Äpfeln bedeckt sein.

Der Kuchen muss zwischen 25 und 35 Minuten backen. Nach zwanzig Minuten könnt ihr schon mal den Teigtest machen: Stecht vorsichtig mit einer Gabel oder einem Holzstäbchen in den Kuchen. Wenn beim Herausziehen Teig daran hängen bleibt, ist er noch nicht fertig gebacken.

Extra-Tipp:

Unter uns Histaminintoleranten gilt Carobpulver als »Ersatz für Schokolade«. Genau genommen wird es anstelle von Kakao verwendet. Wer mag, gibt einfach noch zwei Esslöffel Carobpulver zum Teig. Es enthält wertvolle Mineralstoffe wie Eisen, Kalzium, Magnesium und die Vitamine A und B2. Regelmäßig verzehrt, hilft Carob bei Verstopfung und Durchfall.

Süße Knabberei

Apfelchips statt Schoki – dafür raspelt oder schneidet ihr einen Apfel in dünne Scheiben, verteilt sie auf einem Backblech, und steckt sie für ungefähr zwanzig Minuten bei 200 Grad auf mittlerer Schiene bei Ober- und Unterhitze in den Ofen – fertig ist ein leckerer und gesunder Snack für euren Fernsehabend!

Wichtige Fakten zur Laktoseintoleranz

Bei einer Laktoseintoleranz führt der Verzehr milchzuckerhaltiger Nahrungsmittel zu unterschiedlich stark ausgeprägten Beschwerden. Dazu gehören:

- starke Blähungen
- Durchfall
- Übelkeit
- Erbrechen
- Völlegefühl
- Unterbauchschmerzen
- manchmal auch Verstopfung

Die Unverträglichkeitsreaktionen treten meist kurz nach dem Verspeisen von Milch oder Milchprodukten auf. Welche Menge Symptome auslöst, ist von Person zu Person unterschiedlich. Laktose kommt in Kuhmilch, Schafsmilch, Ziegenmilch, Stutenmilch und in der Muttermilch vor.

Grundsätzlich gilt: Je höher der Fettgehalt bei Milchprodukten, desto geringer der Laktosegehalt. Laktosefreien Käse gibt es schon ab 45 Prozent Fett.

Achtung: Laktoseintoleranz ist keine Allergie. Beides voneinander zu unterscheiden, ist wichtig: Menschen mit einer echten Milchallergie reagieren meist auf geringste Mengen von Milch oder Milchprodukten. Manche Personen mit einer Intoleranz hingegen können relativ viel Laktose konsumieren, ohne danach starke Beschwerden zu bekommen. Ich vertrage beispielsweise Schafs- und Ziegenmilch sowie fettarme Milchprodukte sehr gut.

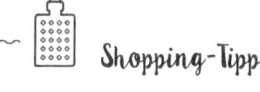 Shopping-Tipp

Die meisten Käsesorten der Eigenmarke von *Real* sind übrigens laktosefrei.

Wundermittel »Goldene Milch«

In der ayurvedischen Lehre gilt die »Goldene Milch« seit Jahrhunderten als heilendes, anregendes und reinigendes Getränk. Sie besteht aus Pflanzenmilch, Kurkuma, Ingwer, Zimt und einigen weiteren Zutaten, wodurch sie ihre entzündungshemmende Wirkung entfaltet – ein goldener Tipp gegen unsere Endometriosebeschwerden. Außerdem hilft sie bei Wassereinlagerungen, stärkt unsere Immunabwehr und wirkt antioxidativ. Es gibt bereits positive Studien dazu, auch im Bereich der Krebsbehandlung.

Ein gesunder Tipp für alle Leckermäulchen ...

Kurkuma-Honig gilt als natürliches Antibiotikum. Dazu vermengt ihr einfach 30 Gramm Honig mit einem Löffel Kurkuma. Von der Mischung 2 bis 3 kleine Teelöffel täglich im Mund zergehen lassen, sodass die Schleimhäute die entzündungshemmende Wirkung aufnehmen können.

Nina Lehman, 30 Jahre, über ihre Erfahrung mit der Ernährungsumstellung:
Ich ernährte mich lange Zeit nicht wirklich gesund, Sport war ein Fremdwort für mich. Als der Verdacht bei mir aufkam, hatte ich das große Glück, an eine Frauenärztin zu geraten, die ihre Doktorarbeit über Endometriose geschrieben hatte und außerdem naturheilkundlich eingestellt war. Sie thematisierte von Anfang an eine ausgewogene Ernährung und führte mich schrittweise an die Umstellung meiner Essgewohnheiten heran.

Zuerst reduzierten wir Gluten vom Speiseplan. Natürlich war ich am Anfang frustriert – noch mehr Einschränkungen! Aber ich merkte schon bald, dass die Bauchschmerzen, die ich für gewöhnlich ständig verspürte, nachließen. Dieser Erfolg motivierte mich, verschiedene ernährungs- und naturheilkundliche Ansätze auszuprobieren. Osteopathie, Colon-Hydro-Therapie, Parasitenkuren, Kinesiologie, Elektroakupunktur, Bioresonanz, Familienaufstellung, Woman Circle – ich habe für mich eine gute Kombination gefunden und mir sogar schon einen operativen Eingriff dadurch erspart.

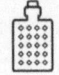 **Mein Buchtipp**

Allen, die sich noch ausführlicher mit dem Thema beschäftigen wollen, empfehle ich *Endometriose und Ernährung* von Britta Kaiser.

Wie wir mit positivem Mindset unseren Körper beeinflussen können

>»Frau Wilken, Sie sind wie ein Bus, der nie anhält.
>Sie kennen kein Stopp und fahren immer weiter.«
>*Psychologin aus Ostfriesland über Annas Gedankenwelt*

Unser Kopf – bester Freund oder größter Feind? Letzteres traf lange Zeit auf mich zu. Schlaflose Nächte – wir zählen einige davon allein in diesem Buch –, viele Tränen und Stunden im Gedankenkarussell. Wie oft bin ich fast an ihnen verzweifelt, an dem Monster in meinem Kopf und dem Teufel in meinem Unterleib. Es war kräftezehrend. Ich hatte ziemlich dunkle Phasen. Jahre dominiert von Schmerz und Rastlosigkeit haben mich geprägt, aber auch reifen lassen.

In diesem Kapitel möchte ich euch mit auf die Reise zu mir selbst nehmen und euch nahebringen, wie wertvoll es ist, der eigenen Person Aufmerksamkeit zu schenken. Wenn ihr gut zu euch seid, wird sich das positiv auf eure Beschwerden auswirken. Bis zu dieser Erleuchtung war es ein langer Weg, der über viele Stolpersteine führte. Noch heute falle ich manchmal auf die Nase, aber ich habe gelernt, Rückschläge hinzunehmen und das Beste aus allem zu machen.

Wie ich zu mir selbst gefunden habe

Meine Berliner Psychologin hat mir dabei geholfen. Ohne sie wäre ich heute sicher nicht da, wo ich bin. Sie gab mich nie auf, obwohl ich oft Tage hatte, an denen ich überhaupt nicht reden wollte und die

Konfrontation mit meinen Problemen scheute. Doch am Ende tat die Konversation immer gut.

Früher war ich sehr entscheidungsschwach, sogar in ganz banalen Angelegenheiten. In der Therapie lernte ich, meine Angst durch realistisches Abwägen der Konsequenzen abzubauen. Davor verlor ich mich meistens im Strudel aus »Was wäre, wenn«. Dabei half mir die Vorstellung, dass sich eine Tür öffnet, wenn sich eine andere schließt. Ich habe häufig Pro- und Kontra-Listen geschrieben – klingt immer ein bisschen nach Schulbuchpsychologie, aber bringt total viel. Konkretisiert sind viele Dinge nicht mehr so angsteinflößend wie in unserer Fantasie. Darum male und schreibe ich generell belastende Gedanken auf, egal, um welche Uhrzeit, oft mitten in der Nacht, wenn ich allein in meinem Kopfkino sitze.

Der Weg zu mehr Lebensfreude war anstrengend. Besonders vor meiner Diagnose steckte ich in einer tiefen emotionalen Krise, an das Erstellen aufschlussreicher Listen war längst nicht zu denken. Ich empfand alles als negativ. Jede noch so winzige Unannehmlichkeit addierte sich zum großen Ganzen und konnte mich fertigmachen. Kam die Bahn zehn Minuten zu spät, war mein Tag ruiniert. Kleinigkeiten, die nicht nach Plan liefen, brachten mich aus dem Konzept. Dadurch entwickelte ich einen regelrechten Kontrollwahn. Ich organisierte beinahe zwanghaft jeden Schritt, um Stress zu vermeiden, denn der triggert bekanntlich die Endometriosebeschwerden.

Letztendlich erreichte ich mit diesem Verhalten aber genau das Gegenteil. Den ganzen Tag so beherrscht zu sein, raubte mir die Lebenslust. Dadurch fühlte sich alles noch erdrückender an. Meine Schmerzen wuchsen ins Unermessliche. Ich war mit meiner bloßen Existenz schon überfordert und ertrank beinahe im Selbstmitleid. Sätze wie »Ich bin zwanzig und kann nicht mit meinen Freunden feiern gehen.« benutzte ich besonders oft, um mir mein Leid vor Augen zu führen.

Natürlich ist es aufgrund der Krankheit heute noch so, dass ich nicht immer mit meinen gesunden Freundinnen mithalten kann. Aber davon lasse ich mich nicht mehr so runterziehen. Ich denke jetzt eher nach dem Motto *»Schlimmer geht immer«* und versuche, mich an den tollen Dingen in meinem Leben zu erfreuen. Diesen Blick auf die Welt eignete ich mir bewusst an. Meine Therapeutin unterstützte mich dabei. Sie schärfte meinen Blick für den feinen Unterschied zwischen »sich Routine schaffen« und »Kontrolle ausüben«. Die essenzielle Frage war also: Wodurch könnte mein Alltag mehr Struktur bekommen?

Retter auf vier Pfoten

Ich wollte schon lange einen Hund haben. Aber alle waren total anti – meine Mutter, mein Freund, sogar meine Psychologin. »Du bist mit dir schon überfordert, wie willst du dich auch noch um einen Hund kümmern?«, fragten sie. Wenn ich ehrlich bin, ich hegte auch so meine Bedenken. Ich hatte nie einen Hund gehabt, und größere Exemplare sind mir bis heute nicht ganz geheuer. Gleichzeitig war ich fasziniert von dem Gedanken, einen treuen Begleiter an meiner Seite zu wissen. Man hört schließlich immer, Hunde würden so viel Liebe geben. Durch einen Vierbeiner, der regelmäßig Gassi gehen muss, würde mein Alltag außerdem eine gewisse Routine bekommen, die mein Job nicht mit sich brachte. Für einen Hund müsste ich mich täglich aufraffen, rausgehen, bei Wind und Wetter. Normalerweise verschanzte ich mich ja gern im Bett bei starken Schmerzen und wenn ich mal wieder im Selbstmitleid ertrank, zog ich mich völlig zurück.

Für ein Lebewesen verantwortlich zu sein, würde bedeuten: Aufstehen, Gassi gehen – egal, in welchem Zustand ich mich befand. Über Monate diskutierte ich mein Umfeld in Grund und Boden. Weihnachten 2016 knickten meine Eltern dann ein. Unterm Christbaum lag eine

Karte mit einem Hund darauf. Darin stand geschrieben: »Falls du dir deinen Wunsch immer noch erfüllen willst, hier ein kleiner Zuschuss.« Ich freute mich zwar darüber, aber der Segen meiner Eltern war nur die halbe Miete. Sargis konnte mit Hunden nämlich überhaupt nichts anfangen. Da wir zusammenwohnen, war seine Einstellung zu einem Haustier natürlich wesentlich, und er war total dagegen. Sämtliche Überredungsversuche liefen ins Leere. Bis es zu einem Vorfall kam, den ich so nicht einmal hätte erahnen können.

Es war einer dieser Abende. Ich lag mal wieder in Tränen aufgelöst im Bett. Meine Unterleibskrämpfe killten mich, und überhaupt war die ganze Welt grausam und mein Leben einfach nur beschissen! Seit Stunden weinte ich schon ins Kopfkissen. Ich befand mich in einem regelrechten Heulkrampf. Nichts konnte mich beruhigen. Alles, was mein Freund sagte, bekam ich in den falschen Hals. Irgendwann resignierte er, zog sich auf seine Seite zurück, spielte an seinem Handy rum und ertrug stillschweigend meinen Nervenzusammenbruch. Ich schniefte und schnaufte, die Nase lief, und ich suchte nach einem Taschentuch, weshalb ich mich zu ihm herumdrehte und mein Blick auf sein Handydisplay fiel. Er scrollte gerade durch Instagram, und in diesem Moment war ein Foto eines Pomeranians zu sehen – genau die Hunderasse, in die ich mich verliebt hatte. In der Sekunde, in der ich das Bild erblickte, stoppte der Heulreflex abrupt. Ich spürte förmlich, wie mir das Herz aufging und meine Lippen sich zu einem breiten Lachen verzogen.

Sargis sah mich an, als wäre ich geisteskrank. »Ist das dein Ernst?«, fragte er mich. »Du heulst hier seit Stunden, und dann poppt ein Foto von diesem Fellknäul auf und plötzlich guckst du mich freudestrahlend an? Also, wenn das ein Patentrezept gegen deine Krise ist, dann schaffen wir uns wohl doch einen Hund an.«

Nur wenige Tage später machte ich mich auf die Suche. Vielleicht sollten wir einem verstoßenen Vierbeiner aus dem Tierheim ein liebevolles Zuhause geben? Welche Option ich auch durchspielte, ich musste immer wieder an den weißen kleinen Puschel aus Instagram denken. Also schaute ich mich online nach einem Züchter um und wurde auch schnell fündig. Ein fünf Wochen alter Rüde war noch frei, der unsere Herzen im Sturm eroberte, kaum dass wir ihm das erste Mal live und in Farbe in seine schwarzen Knopfaugen schauten.

Sechs Wochen mussten wir uns noch gedulden, bis Oskar alt genug war, um zu uns zu ziehen. Schon in dieser Zeit blühte ich merklich auf. Leine besorgen, Körbchen platzieren – ich wollte es unserem kleinen Schatz gemütlich machen. Oskar genoss von der ersten Sekunde an meine volle Aufmerksamkeit, wir waren sofort ein Herz und eine Seele. Der Kleine ist wie eine zweite Version von mir, spürt, wie es mir geht, was ich brauche. Wenn ich Schmerzen habe, legt er sich auf meinen Unterleib wie eine kuschelige Wärmflasche oder verzichtet den ganzen Tag aufs Spielen, damit ich mich ausruhen kann. Seine liebevollen Augen muntern mich immer auf, sie bergen so viel Mitgefühl. Meine Familie, mein Partner und meine Freunde standen immer zu mir, aber damals war ich so weit unten, niemand konnte mich auf dieselbe Weise auffangen wie Oskar. Er war die beste Entscheidung meines Lebens – und ich hatte sie allein durchgeboxt, obwohl viele Faktoren an ihr hingen, die mir im Vorfeld Angst einjagten. Das war ein Schlüsselmoment.

Entscheidungen treffen lernen

Oskar war der Beweis dafür, dass ich mich einfach auch mal trauen musste, eine Entscheidung mit dem Herzen, nicht nur mit dem Kopf zu fällen. Das ganze Leben besteht aus Optionen, und so manche Wahl nimmt uns keiner ab.

Ihr erinnert euch vielleicht an den Moment, als ich mich mit dem Gedanken trug, meine ehemalige Modelagentur zu verlassen, weil mir der Druck und der stressige Berufsalltag einfach nicht guttaten. Diese Entscheidung war folgenschwer, aber ich traf sie letztendlich trotzdem – dank meiner Psychologin, die mir den nötigen Anstoß dazu gab. Mit jemandem zu sprechen, der nicht so nah bei einem steht, neutralisiert den Blick. Das war äußerst wichtig für mich, denn es gab Phasen, in denen trieben mich sogar die bedeutungslosesten Fragen in den Wahnsinn, und das Schlimmste daran war, dass ich meine Beschwerden sogar ausnutzte, um unbequeme Situationen zu umgehen – so auf die Art: Heute habe ich keinen Nerv für wichtige Entscheidungen. Mit dieser Haltung steuerte ich meine Schmerzen ein Stück weit – wie mir irgendwann klar wurde –, provozierte sie vor bestimmten Ereignissen regelrecht. Nicht falsch verstehen: Ich bildete mir die Schmerzen nie ein! Aber ich steigerte mich in sie hinein! Immer wieder staute sich negative Energie in mir, und niederschmetternde Ereignisse häuften sich. In all dem Drama war Oskar stets der einzige Lichtblick. Weshalb ich irgendwann überlegte: Was könnte mich alternativ zu Oskar noch aufheitern? Wie schaffe ich es, optimistischer zu werden?

Friedas Geburtsstunde

»Böse Wörter« aus meinem Sprachgebrauch zu verbannen war der erste Schritt in Richtung positives Mindset. Wann immer meine Mutter mich fragte, ob ich Schmerzen hätte oder wie schlimm es heute wieder sei, waren die negativen Gedanken schon vorprogrammiert. Allein diese Begriffe zogen mich runter. Da die Endometriose unser täglicher Begleiter ist, hörte ich diese Fragen ständig. Eine schöne Assoziation musste her! Eine Bezeichnung, die diese Wörter positiv belegt. Ich suchte also einen Oberbegriff für meine Symptome, meinen Uterus und alles, was dazu gehört.

Was passt zu einer zickigen Krankheit wie Endometriose und zu mir? Den Namen Frieda fand ich schon immer gut. Er klingt keck und süß zugleich. Sogar mein Gynäkologe weiß, dass ich meinen Unterleib getauft habe, und auch die Mädels auf der Reha fanden die Idee richtig cool. Hört sich doch witzig an, wenn meine Freunde fragen: »Wie geht's eigentlich Frieda?« Ich sage dann immer: »Frieda ist heute zickig.« Dann grinsen alle, inklusive mir – und das ist doch viel besser, als ständig zu heulen!

Das Beste daran ist: Ich stelle mir immer vor, dass fremde Leute denken, ich rede von einer Freundin, wenn ich von Frieda spreche. Denn genau so will ich meine Endometriose sehen – wie meine beste Freundin und nicht mein größter Feind. Wir selbst haben die Wahl, ob wir unsere Krankheit annehmen oder ablehnen. Glaubt mir, euch so zu lieben, wie ihr seid, macht euch das Leben leichter!

Falls das alles für euch wie der größte Quatsch klingt, »Diese Verrückte gibt ihrem Uterus einen Namen!«, oder aber wenn euch das ganze Thema sogar noch mehr interessiert, dann empfehle ich euch *Die glückliche Gebärmutter* von Gabrielle Pröll. In dem Buch geht es um *innere Bilder – die selbstheilende Kraft bei Unterbauchbeschwerden.*

Umdenken ist ein Prozess

Das Schlimmste, was mir früher jemand sagen konnte, war:
»Anna, das bildest du dir doch alles nur ein!«

Einbildung und Wahrnehmung sind zwei Paar Schuhe. Ich habe lange gebraucht, um das zu erkennen. Wäre mir in der ersten Zeit nach meiner Diagnose einer mit diesem Rat um die Ecke gekommen, hätte ich sicher zickig reagiert. Darum bitte ich euch, lasst das einfach alles auf euch wirken. Beobachtet mal, ob es Situationen gibt, in denen ihr euch mehr oder weniger auf die Schmerzen einlasst. Die meisten Menschen dürften das kennen – auch die Gesunden: Wenn wir übermüdet und schlecht drauf sind, fühlen sich Rückschläge und Wehwehchen schlimmer an, als an Tagen, an denen wir vor Energie strotzen oder einfach gut gelaunt sind. Bei mir ist das zumindest so. Meine Beschwerden lassen mich oft in Ruhe, wenn ich glücklich bin und etwas Tolles erlebe.

Vielleicht schreibt ihr die schlechten Momente einfach mal auf, und erkennt dadurch ein Muster. Stress im Job, Streit mit meinem Freund oder der Familie provozieren meine Unterleibsschmerzen grundsätzlich – manchmal liege ich deshalb komplett flach. Genauso ziehe ich Probleme durch schlechte Laune an und lasse mich dann zu sehr auf meine Schmerzen ein. Das Ziel in Sachen »Ich freunde mich mit meiner Endometriose an« ist, unser Schmerzempfinden über unsere Gedanken positiv zu beeinflussen. Ein tolles Gefühl, wenn man mehr Kontrolle über den eigenen Körper hat!

Wenn das Drama aus dem Hinterhalt kommt

Ich war erleichtert zu beobachten, dass es mit mir mehr und mehr bergauf ging. Die depressiven Phasen wurden seltener, und ich war guter Dinge: Was kann jetzt noch schief gehen? Die Frage hätte ich mir besser nicht gestellt.

Alles begann mit einem Termin in einer Schmerzklinik. Dafür nahm ich extra die 360 Kilometer von Siegen, wo ich zu dem Zeitpunkt wohnte, nach Ostfriesland auf mich. Ich war tagelang ziemlich aufgeregt – wie immer, wenn ich zu einem neuen Arzt ging. In meinem Kopf die altbekannten Überlegungen: Nimmt mich der Arzt ernst? Kann er mir helfen? Um so viele Stressfaktoren wie möglich zu vermeiden, reiste ich einen Tag früher an und übernachtete bei meinen Eltern.

Hätte ich mal lieber Nerven aus Drahtseil mitgebracht. Es war wie bei einem Verhör. Drei Mediziner saßen mir gegenüber, hörten sich meine Krankengeschichte an, ihre Augen flogen währenddessen immer wieder über die Befunde, die vor ihnen auf dem Tisch lagen.' Nach wenigen Minuten kam die Frage auf, seit wann meine Eltern geschieden seien. *Ich wusste ja gar nicht, dass die Endometriose nur in Scheidungskindern wächst ...* Mir war sofort klar, worauf das hinausläuft. Diese Nummer konnte ich ja besonders gut leiden! Atmen, Anna und ruhig bleiben! Die Bekämpfung meiner Schmerzen war mir wichtiger, als deren doofe Kommentare, weshalb ich meine Lippen aufeinanderpresste, um mir stillschweigend Platz Nummer zwei auf der Liste meiner Lieblingstheorien zur Entstehung der Endometriose anzuhören: Die Tatsache, dass ich Model bin. *I love it!* »Sehr groß und sehr schlank.« Ich hatte verloren. In deren Augen war der Fall klar.

Alles, wovor ich immer solche Panik hatte, war eingetreten – ich wurde nicht ernst genommen. Enttäuscht von diesem ergebnislosen Termin, verstört von den Aussagen der Ärzte und wütend auf mich, dass ich nicht lautstark für mich eingestanden war, stieg ich ins Auto, als dieser schlechte Scherz endlich vorbei war. Hunderte Kilometer lagen vor mir, die ich in meinem aufgewühlten Zustand überstehen musste, denn ich hatte geplant, direkt im Anschluss nach Siegen zurückzufahren. Normal kein Problem für mich. Aber dieses Mal war es der reinste Höllentrip.

Nach ungefähr hundert Kilometern vernahm ich ein leichtes Schwindelgefühl. Es trat wiederholt auf. Plötzlich kamen Hitzewallungen dazu, dann Übelkeit. Mein erster Impuls war, die nächste Tankstelle anzusteuern, da ich vor lauter Aufregung heute Morgen nur wenig gefrühstückt hatte. Also kaufte ich mir einen Kaffee und Knabbereien und stieg wieder in den Wagen. Ich ließ den Motor an und fuhr zurück auf die Autobahn. Auf der Suche nach Beruhigung, Rat oder einfach nur zur Ablenkung rief ich einige meiner Freunde an. Aber keiner ging ran. Knapp fünfhundert Meter weiter, schoss mein Puls erneut in die Höhe. Mein Herz pochte so fest in meiner Brust, dass ich mir einbildete, es schlagen hören zu können. Mir wurde schwarz vor den Augen. In meiner Not lenkte ich den Wagen auf den Seitenstreifen.

Unter Schweißausbrüchen stellte ich den Motor ab, und mit zitternden Fingern tippte ich die Telefonnummer meiner Mutter an. Sie hörte sofort, dass ich mich in einem Ausnahmezustand befand. Dennoch bat sie mich darum, mich so normal wie möglich zu verhalten und zumindest den nächsten Parkplatz anzusteuern, bevor ich hier auf dem Seitenstreifen noch von einem vorbeirasenden Auto erwischt würde. Keine Ahnung, wie ich so lebensmüde sein konnte, in diesem Zustand noch den nächsten Rastplatz aufzusuchen. Dass ich keinen Unfall verursacht hatte, war das reinste Wunder – ich musste einen Schutzengel bei mir gehabt haben. Eine Stunde von unserem Zuhause bei Dortmund entfernt, kauerte ich dann wartend in einer Parklücke in meinem Wagen, bis Sargis und ein Kumpel mich dort einsammelten. Natürlich wollte er mich sofort ins Krankenhaus fahren, aber ich wehrte mich mit Händen und Füßen dagegen. Noch mehr Psychoterror konnte ich heute nicht ertragen.

Daheim angekommen hielt dieser Zustand noch mehrere Stunden an. Mir taten alle Glieder weh, und ich war noch am nächsten Tag so geschockt, dass ich direkt zum Arzt marschierte. Keine Kontrolle mehr über meinen Körper gehabt zu haben, war das schrecklichste Gefühl, das ich je empfunden hatte. Der Arzt prüfte auf meinen Verdacht hin meinen niedrigen Blutdruck, aber diese Theorie lief ins Leere.

Erst meine Psychologin, bei der ich einige Tage später zum Termin erschien, wusste sofort, was da los gewesen war: »Frau Wilken, Sie hatten eine Panikattacke.« *Äh, bitte was?* Woher kam die denn jetzt? Ich hatte in den letzten Monaten eigentlich das Gefühl bekommen, psychisch viel stabiler geworden zu sein. Wieso machte ich plötzlich zehn Schritte zurück in meinem Entwicklungsprozess? Diese Diagnose schockte mich zutiefst. Ich wusste nicht, welches Gefühl dominanter war – Enttäuschung? Wut? Resignation?

Meine Psychologin versuchte, mich aufzufangen. »Bei einer Panikattacke fährt der Körper auf Höchsttemperatur, darum fühlt sich der Zustand so extrem an.« Sie erklärte mir, dass viele Menschen an

Panikattacken leiden und es verschiedene Auslöser dafür gäbe. Meine Depressionen mussten nicht unbedingt die Ursache dafür sein.

 Info

Was ist eine Panikattacke?

Bei einer Panikattacke zeigt der Körper plötzlich körperliche und psychische Alarmreaktionen, die zwischen dreißig Minuten und mehreren Stunden andauern können. Symptome wie Herzrasen, Atemnot, Engegefühl in der Brust, Hyperventilation und einige mehr werden von den Betroffenen häufig als lebensbedrohlich empfunden. Dieser Extremzustand der Angst begünstigt Folgeattacken. Auslöser sind in den meisten Fällen Stress und belastende, traumatische Erlebnisse, aber auch ein Virusinfekt, Vitamin-B1-Mangel, eine Schilddrüsenfehlfunktion oder der Genuss von Rauschmitteln kann eine Panikattacke auslösen.

In meinem Fall war wahrscheinlich der viele Stress – positiv wie negativ – der letzten Wochen und Monate verantwortlich dafür. Ich hatte viel erlebt und verarbeitet auf meiner Reise zu einer positiveren Grundeinstellung, tagelang wenig geschlafen vor dem Termin in der Schmerzklinik, wofür mal wieder mein Gedankenkarussell verantwortlich gewesen war, und obendrein hatte ich die Klinik total aufgewühlt verlassen. Um mich insgesamt etwas runterzuholen, verschrieb sie mir ein Antidepressivum. Begeistert war ich nicht, doch ich hörte auf meine Ärztin und besorgte mir das Präparat. Wir haben mit einer Vierteltablette angefangen. Mirtazapin® fördert mitunter die Nachtruhe. Unter dem Einfluss des Medikaments schlief ich plötzlich zwölf Stunden, manchmal sogar noch länger. Außerdem bekam ich davon Pickel ohne Ende und extreme Migräne mit Aura (in diesem Fall gehen den Kopfschmerzen neurologische Störungen voraus wie beispielsweise Sehbeschwerden).

Da solche Präparate oft eine Einstellungsphase benötigen – während der sich der Zustand der Patientin nicht selten erst mal verschlechtert –, sollte ich es mindestens drei Wochen einnehmen. Ich gab dem Antidepressivum also genau diese Zeit, um sich zu beweisen. Doch es verbesserte sich nichts. Stattdessen war ich zu einem Murmeltier mit einem ernstzunehmenden Akneproblem mutiert, weshalb ich die Tabletten wieder absetzte.

Eine Panikattacke kommt selten allein

Meine erste Panikattacke war sehr schlimm für mich und hängt mir bis heute nach. Seither habe ich Angst davor, allein auf der Autobahn zu fahren, was meinen Alltag und die Besuche bei meinen Eltern erschwert. Insofern mein Freund mit im Wagen sitzt, lasse ich ihn das Steuer übernehmen, wenn ich merke, dass die Beklemmungsgefühle zu aufdringlich werden. Vor geplanten Trips, die eine längere Anfahrt mit dem Auto beinhalten, habe ich oft schon tagelang Durchfall.

Ein halbes Jahr lag zwischen meiner ersten und der nächsten großen Panikattacke. Die war so heftig, dass nachts der Arzt zu uns kam. Ich dachte, mein letztes Stündlein hätte geschlagen, ich konnte nicht mal mehr aufrecht sitzen. Laut Doktor lag die Panikattacke dieses Mal in den Nebenwirkungen des Grippemedikaments begründet, welches ich zu dem Zeitpunkt einnahm. Präparate wie WICK DayMed® sind bekannt dafür und sollten außerdem von Patienten mit Histaminintoleranz nicht verwendet werden. (Zum damaligen Zeitpunkt wusste ich das noch nicht.)

Am nächsten Tag war ich immer noch total neben der Spur und ausgerechnet allein zu Hause, weil Sargis ein Fußballspiel hatte. Unser Nachbar war so lieb, ab und zu nach mir zu sehen und hätte mich am liebsten ins Krankenhaus gefahren, da ich völlig apathisch auf ihn wirkte. Teilnahmslos saß ich auf der Couch und bekam nur wenig von dem mit, was um mich herum geschah. Es dauerte Stunden, bis ich wieder einigermaßen zu mir kam.

Auch die nächste Panikattacke ließ nicht lange auf sich warten. Zwei Wochen nach der letzten lag ich bei Mama im Bett und konnte mal wieder nicht schlafen, als es von null auf hundert losging – Schwindel, Benommenheit. Mein Herz fing wie wild an zu rasen und klopfte laut in meinen Ohren. Zum Glück reagierte meine Mutter sofort richtig, denn sie hatte sich natürlich in den letzten Wochen in das Thema eingelesen. Sie half mir auf, stützte mich, während sie mit mir langsam im Schlafzimmer auf und ab ging. Nach einer Stunde war dank ihrer Hilfe der Horror vorbei.

Wie verhält man sich richtig bei einer Panikattacke?

Tipps meiner Berliner Psychologin:

- kalt duschen oder einen kalten Waschlappen auflegen
- sich bewegen, aufstehen, laufen, auch wenn man das Gefühl hat, man kippt gleich um
- Kohlenhydrate oder Zucker zu sich nehmen
- im Prinzip all das tun, wozu man sich gerade nicht in der Lage fühlt
- sich immer wieder sagen, dass es sich um eine Panikattacke handelt und nichts Lebensbedrohliches ist, auch wenn es sich wie ein Herzinfarkt oder Schlaganfall anfühlt

Die Tage nach den Panikattacken sind immer sehr anstrengend, ich fühle mich ausgelaugt. In vielen Situationen nehme ich präventiv Globuli (Arsenicum album D12) ein. Denn ich leide auch heute noch an Panikattacken. Leider treten sie meist auf, wenn niemand bei mir ist, weil ich dann am meisten Angst habe und sie damit noch provoziere. Alleinsein ist einfach nicht mein Ding. Ich versuche, mich zu beruhigen, indem ich mir Lavendelöl in den Nacken reibe und den Solarplexus damit massiere. Ich lasse das Fenster immer geöffnet – gegen die Beklemmungsgefühle – und lenke mich zum Einschlafen mit *Bibi-und-Tina*-Hörspielen ab. Ich hoffe, dass ich die Attacken irgendwann wieder loswerde, oder sie zumindest seltener auftreten.

Viele Leute sind überrascht, wenn sie hören, dass ich an Panikattacken leide. »Was du? Das hätte ich nie gedacht!«, höre ich oft von meinen Followern auf Instagram – gerade Plattformen wie diese leben ja vom schönen Schein. Aber hinter uns allen steckt oft mehr, als wir zeigen. Und ich kann jedem, der selbst von Panikattacken betroffen ist, einfach nur von Herzen Kraft und das Beste dieser Welt wünschen. Bleib stark!

Rückschläge annehmen

Meine Reise zu einem starken Ich bestand aus Etappen – ein Fortschritt nach dem anderen. Es sind die kleinen Dinge, die mir dabei helfen, besser mit meiner Krankheit umzugehen. Ich bin nicht von Haus aus so selbstbewusst. Positives Denken ist ein Lernprozess, und ich arbeite bis heute jeden Tag daran. Dabei geraten immer wieder verschiedene Lebensbereiche oder Herangehensweisen ins Zentrum meiner Aufmerksamkeit. Denn ich versuche nicht nur, die offensichtliche Baustelle zu beackern – die Endometriose –, sondern behalte auch das Drumherum im Blick, mache mich insgesamt lockerer, nehme die Umstände an, wie sie kommen. Es wird immer wieder Rückschläge geben, die erlebe ich auch. Dann haut es mich einfach um, egal, wie sehr ich mich dagegen wehre. Wenn das ausgerechnet während des Konzerts meiner Lieblingsband passiert, auf das ich mich wochenlang gefreut habe, schaffe ich es auch nicht, gechillt zu bleiben. Ich bin dann megawütend, schmeiße mich zu Hause mit dem Kopf voran ins Bett und heule wie ein Baby. Und das ist okay. Auch das erlaube ich mir. Ab und an mal aus tiefstem Herzen alles rauszuweinen kann sehr heilsam sein.

Vor allem an schlechten Tagen müssen wir uns immer wieder ins Bewusstsein rufen: Wir sind stark! Wir bewältigen unseren Alltag trotz der Endometriose!

Prioritäten setzen

Wichtig für das seelische Gleichgewicht: *Do what you love!* So habe ich angefangen, Prioritäten zu setzen. Einfach darauf geachtet, was mir guttut und gemacht, worauf ich Lust hatte. Das handhabe ich bis heute so. Möchte ich abends mit meinen Mädels ausgehen, dann verabrede ich mich, auch wenn ich Angst davor habe, im Klub Durchfall zu bekommen – das ist nämlich nicht unwahrscheinlich. Dennoch nehme ich lieber den Spaßfaktor mit, als daheim zu versauern.

Alles, was gut für meine Psyche ist, ermögliche ich mir. Will ich ein Glas Wein trinken, bestelle ich mir eins, trotz der Histaminintoleranz. Der Moment des Genusses ist es mir einfach wert! Es sind viele kleine Situationen, in denen die Freude den Schmerz überwiegt, und es fühlt sich befreiend an, auch mal das zu tun, worin man eingeschränkt ist – manchmal vergesse ich diese Tatsache dann sogar für einen kurzen Moment.

Den richtigen Dingen Vorrang zu gewähren reduziert eine Menge Stress im Alltag. Und wenn doch mal wieder alles drunter und drüber geht, die Stimmung kippt und die Gefühle einfach rauswollen: Dann macht euch euren Lieblingssong an und tanzt – vor Freude, vor Wut – ganz egal! Lasst es raus, macht euren Kopf frei!

Sorgen loslassen für mehr Unbeschwertheit

Wie ihr wisst, spielt meine Oma eine große Rolle in meinem Leben. Es hat lange gedauert, ihren Tod zu verarbeiten. Eine wesentliche Hilfe dabei war mir die Begegnung mit einer Heilerin. Spiritualität gegenüber bin ich sehr offen, und ich glaube daran, dass es Mächte und Energien gibt, über die wir noch nicht viel wissen. Ich bin hypersensibel und darum auch zugänglich für die Dinge, die wir mit bloßem Auge nicht erkennen können – das fiel schon einer Heilpraktikerin in meiner Jugend auf.

Warum erwähne ich das?

Oma Gerdi verstarb in unserer Einliegerwohnung in ihrem Bett. Ab dem Zeitpunkt gruselte ich mich daheim und fühlte mich nie mehr wirklich allein – auch wenn keiner außer mir im Haus war. Manchmal passierten merkwürdige Dinge, die ich früher in der Wohnung nicht erlebt hatte. Darum ging ich nur ungern dort hinein, ins Schlafzimmer erst recht nicht und im Dunkeln brachten mich keine zehn Pferde dazu. Ich hatte mal gehört, dass Verstorbene erst ihren Frieden finden, wenn die Angehörigen sie gehen lassen. Genauso kam es mir vor – als wäre Oma noch da, weil ich sie nicht losließ. Ich wollte einfach nicht wirklich Abschied nehmen. Bei allem, was ich erlebte, wünschte ich mir, mein Engel G. wäre dabei – vor allem bei meinen Operationen.

Ich hatte ständig Albträume, immer dieselben. Ich sah Oma tot vor mir. Und wenn ich mal schöne Träume von ihr hatte, dann schmerzte mich ihr Verlust beim Aufwachen umso mehr. Teilweise hatte ich richtig Angst vorm Einschlafen, was dazu führte, dass ich nächtelang wach lag.

Auf der Reha kam ich zufällig in Kontakt mit einer Heilerin. Die Mutter einer Rehabilitandin hat diese Fähigkeit. Gemeinsam mit den anderen Endomädels versuchte sie, mir dabei zu helfen, Oma Gerdi loszulassen. Ich schloss meine Augen und sprach ihr einfach nach. An die Sätze erinnere ich mich nicht mal mehr, so sehr war ich in mich gekehrt. Auf einmal wurde mir ganz warm und übel. Ein Kloß formte sich in meinem Hals, und Tränen stiegen in mir auf. Es fühlte sich an, als würde etwas aus mir herausgerissen, ein Teil von mir – und damit meine ich kein Organ. Dieser Moment war beängstigend und magisch zugleich. Ich begriff gar nicht wirklich, was mit mir passierte, und ich kann auch nicht einschätzen, wie die eine oder andere von euch auf diese Erzählung reagiert, aber ich kann euch so viel sagen: Ab diesem

Zeitpunkt hatte ich ewig keine Albträume mehr, ich war wie befreit. Die Heilerin besuchte mich später auch noch mal in Ostfriesland, um unser Haus von Geistern zu reinigen.

Spiritualität ist sicherlich nicht jedermanns Sache, aber ich stütze mich darauf. Allein schon, weil es auf Dauer zu einer großen Belastung für mich geworden war, meine heißgeliebte Oma mit so vielen negativen Gefühlen verbunden zu haben – Trauer, Albträume, Angst und dennoch das krampfhafte Festhalten an ihr. Durch die Heilerin habe ich jetzt wieder ein gesundes Verhältnis zu meiner verstorbenen Oma.

Ich bin glücklich, seit ich mit mir im Reinen bin. Bei mir selbst anzufangen, war das Beste, was ich hatte tun können. Ich habe die Endometriose angenommen und mich dem Leben gegenüber geöffnet. Darum wünsche ich euch so sehr, dass ihr das auch schafft, vielleicht sogar Tipps von meiner Reise mitnehmt. Messt euch nie mit anderen! Lebt so, wie es für euch gut ist. Seid stolz auf euch, und habt keine Angst davor, auch mal »egoistisch« zu sein. Eure Familien, Partner und Freunde haben nichts von euch, wenn ihr euch zu etwas zwingt und ständig stresst!

Let's talk about ~~sex~~ love, Baby!

Das ganze Wochenende frisch verliebt mit dem neuen Freund in den Federn verbringen, den heißen Flirt aus dem Klub abschleppen – Sex befördert ein Endogirl nicht unbedingt in den siebten Himmel. Die meisten Patientinnen haben starke Schmerzen beim Geschlechtsverkehr, und die Lust darauf bleibt dadurch schon von vorneherein aus. Wo in jeder »stinknormalen« Partnerschaft das unterschiedliche Triebverhalten von Mann und Frau mit der Zeit zum Streitthema mutiert, wird das Problem mit der Endometriose in der Besucherritze schnell zum Beziehungskiller.

Mein Freund und ich mussten auch erst einmal zusammenwachsen. Er verstand am Anfang nicht, warum ich nach einem tollen Date keine Lust auf Sex hatte. Während er »kuschelig« auf der Couch wurde, wollte ich dort am liebsten auf der Stelle einschlafen. Die vorangegangenen Stunden in irgendeiner Bar oder einem Restaurant hatten mich geschlaucht, und zu allem Überfluss hatte ich meistens noch Verdauungsbeschwerden mit nach Hause gebracht. In dem Zustand erreichte mich weder eine romantische Atmosphäre noch fühlte ich mich erotisch.

Natürlich war Sargis davon manchmal genervt, und ich zickte ihn an. »Du weißt nicht, wie es ist, wenn man immer Schmerzen hat. Du verstehst dies nicht, du machst das falsch, bla, bla, bla.« Welcher Mann erntet schon gern Kritik? Und zugegeben, konstruktiv verpackte ich sie nicht gerade. Es war lange Zeit immer derselbe Schlagabtausch und brauchte das ein oder andere Schlüsselerlebnis, wie beispielsweise, als er mich kreidebleich vor Schmerz zur Notapotheke fahren musste. Da verstand er, wie schlecht es mir ging und weshalb ich so abgeturnt war. Andersherum musste ich lernen, nicht immer so vorwurfsvoll zu klingen.

Anne, 21 Jahre, aus Mainz:
Manchmal frage ich mich, ob ich eine Beziehung mit der Endometriose oder mit meinem Freund führe.

Mein Freund und ich lernten uns im Frühling 2017 kennen. Damals waren meine Beschwerden noch nicht so heftig, weshalb er mich als das fröhliche, lebenslustige Mädchen traf, das ich einst gewesen war. Tiefere Gefühle zwischen uns entwickelten sich einige Monate später. Ich hatte meinen ersten Geschlechtsverkehr mit ihm, und es blutete. Nicht nur dieses eine Mal. Sex ohne Blut und Schmerzen gab es praktisch gar nicht. Ich wusste nicht, was mit mir los war, hatte Angst, er würde unter diesen Umständen nicht bei mir bleiben. Von Anfang an unserer Beziehung begleitete mich ein schlechtes Gewissen, weil ich ihm nicht so viel geben konnte, wie ich wollte. Meine Beschwerden wurden immer schlimmer. Die Familie meines Freundes lernte mich kennen, als ich zusammengesackt auf einem Stuhl saß und mich vor Schmerzen krümmte. Ich dachte, sie halten mich bestimmt für verrückt. Immerhin hatte mich bis dato nicht mal ein Arzt ernst genommen, stattdessen gab es etliche Fehldiagnosen. Zum Glück war mein Freund aufmerksam. Seine Schwester hat Endometriose. Er verglich unsere Symptome und drängte mich dazu, die Gynäkologen abzuklappern, bis einer den Verdacht äußerte. Als das endlich der Fall war, freute er sich zunächst. Ich dagegen wusste nicht, ob ich lachen oder weinen sollte. Die Pille nahm ich damals längst im Dauerzyklus ein – zumindest so weit hatte einer der vorherigen Ärzte gedacht. Doch die Nebenwirkungen belasteten uns zusätzlich. Durch die Hormone war ich nicht ich selbst. Beim kleinsten Anlass fiel ich in ein emotionales Tief oder wurde wütend.

Als dann die Bauchspiegelung anstand, begleitete mich mein Freund ins Krankenhaus. Fast jede Schwester stellte fest: ›Ihr Mann scheint aufgeregter zu sein als sie.‹ Und das war er auch. Er sah so fertig aus, weil er wusste, was es bedeutete, wenn der Verdacht sich bestätigte. Mir war das nicht klar. Während er vier Stunden um mich bangte und sich den Kopf zerbrach, bekam ich in meiner Traumwelt nichts mit.

Beim Aufwachen sah ich den Blutkatheter an mir hängen und ertastete drei Pflaster. Mir dämmerte, was Sache war. Mein Freund kam in den Aufwachraum, schaute mich an, und wir mussten beide weinen. Ich hatte ihn noch nie zuvor so aufgelöst gesehen. Der Arzt bestätigte unsere Vermutung, und meine Welt zerbrach in tausend Stücke. Mein Partner war derjenige, der sich zuerst sammelte und versuchte, für mich stark zu sein.

Nach der Operation wurden die Schmerzen und Symptome noch schlimmer. Kein Mediziner – niemand – hatte diese Möglichkeit vorher erwähnt. Alles sollte nach der Endometriosesanierung besser werden, hieß es. Ich war so wütend – auf die Ärzte, auf die Krankheit, auf meinen Körper und auch auf meinen Freund! Wir führen eine Fernbeziehung, weshalb er nicht immer bei mir sein konnte, wenn ich zusammengerollt und weinend am Boden lag. In den Momenten, in denen er da war, nahm er mich in den Arm, versuchte, mir eine Stütze zu sein. Dennoch gab es viele Nächte voller Tränen und Angst. Gefangen in meinem Schmerz, war ich nur mit mir beschäftigt. Ich lebte meinen persönlichen Albtraum, und er fühlte sich einfach nur hilflos. Dadurch eskalierten die banalsten Situationen. Oftmals schickte er mich zum Weinen in einen anderen Raum, weil er es einfach nicht aushielt, mich so leiden zu sehen. Es dauerte Stunden, bis ich mich wieder beruhigte. Dann saß ich da, total verzweifelt, fühlte mich von der ganzen Welt allein gelassen.

Über die Jahre haben wir beide viel an uns gearbeitet. Mittlerweile weiß ich, dass er einfach manchmal an die Grenzen seiner Belastbarkeit stieß. Außerdem gehe ich inzwischen besser mit den Schmerzen um.

> Trotz der vielen Streits und Diskussionen stand er immer zu mir.
> Egal, wie aussichtslos es schien, ich konnte mich auf ihn verlassen. Ich
> hoffe, er wird auch weiterhin zu mir halten, wenn die Endometriose
> mein Leben mal wieder bis ins Mark erschüttert. Denn für mich ist
> es schwer vorstellbar, dass jemand anders auch nur annähernd so gut
> mit dem ganzen Wahnsinn umgehen kann.

Die meisten Paare machen kein Geheimnis daraus: Die Beziehung leidet unter der Endometriose – eingeschränktes Sexualleben, ungewollte Kinderlosigkeit, die Dauerbelastung einer chronischen Erkrankung. Laut der Endometriose-Vereinigung Deutschland e.V. geben 60 Prozent der Endometriosebetroffenen an, dass Partnerschaftsprobleme infolge der Erkrankung aufgetreten sind, fast ein Viertel davon benennt darin sogar den Trennungsgrund.

> **Endometriosepatientin, 20 Jahre, aus Mönchengladbach:**
> **Ich wollte ihn nicht unglücklich machen.**
> Mit 18 Jahren bekam ich die Diagnose. Mein Ex-Freund und ich
> waren damals noch zusammen und insgesamt für zwei Jahre ein
> Paar. Sex tat mir schon immer weh. Nach der Bauchspiegelung
> und der Endometriosesanierung wurde es noch schlimmer und
> Geschlechtsverkehr irgendwann unmöglich. Ich schämte mich
> wegen der Schmerzen. Mein Ex zeigte lange Verständnis dafür, dass
> ich unter diesen Umständen keine Lust hatte beziehungsweise Sex
> nicht problemlos funktionierte, wenn ich mich doch mal dazu überwand. Teilweise tat ich so, als hätte ich keine Beschwerden. Aber
> danach brachten mich die Schmerzen fast um, die ich währenddessen verbissen ausblendete. Auf Dauer fiel es ihm immer schwerer,
> Mitgefühl aufzubringen. Irgendwann beendete ich schließlich die
> Beziehung, weil ich seine Enttäuschung nicht mehr ertrug. Seitdem

> habe ich gar keine Lust mehr auf irgendwelche Typen oder eine Beziehung.

Inwiefern beeinflusst die Endometriose das sexuelle Erlebnis?

Die betroffenen Frauen leiden häufig unter brennenden und/oder krampfartigen Schmerzen im Genitalbereich während und nach dem Geschlechtsverkehr. Dadurch verspüren viele von ihnen kaum ein Erregungsgefühl. Ein Orgasmus bleibt oft aus oder wird deutlich erschwert. Auch sonderlich viele Stellungswechsel sind für die meisten nicht drin. Vor allem die Positionen, bei denen das Glied steil in die Scheide eindringt, werden von den meisten Patientinnen als unangenehm oder gar qualvoll empfunden. Ebenso schmerzen Masturbationshilfen/Vibratoren, die zu tief in die Vagina eingeführt werden. Der Gedanke an die bevorstehenden Torturen, wenn es um Sex geht, mindert bei vielen Frauen das Lustgefühl von vornherein.

Überhaupt wirkt sich das Thema auf die Psyche vieler Patientinnen aus – Zweifel an der Weiblichkeit kommen auf, Angst, den Partner nicht ausreichend befriedigen zu können und ihn deshalb zu verlieren. Körperlich wie psychisch fehlt ihnen dadurch oft jeglicher Spaß und Genuss an »der Sache«.

Auch das Thema Verhütung ist für viele Endometriosepatientinnen schwierig. Wegen der Stimmungsschwankungen möchten einige Frauen gern auf die Pille verzichten, gleichzeitig trauen sie sich aber nicht an die Kupferspirale oder -kette heran, weil sie befürchten, die Schmerzen könnten dadurch noch stärker werden.

Was können wir tun, um unser Intimleben zu verbessern?

Sex sollte kein Tabuthema sein – weder wenn es darum geht, darüber zu sprechen, noch darum, es zu tun. Ich finde Geschlechtsverkehr definitiv sehr wichtig in einer Beziehung. Meine Partnerschaft blüht davon jedes Mal total auf. Trotzdem ist Sex nicht alles. Intimität kann auch stattfinden, ohne dass die Penetration im Fokus steht. Nähe, Wärme, Geborgenheit – diese Gefühle sind mindestens genauso wichtig. Über den Ansatz arbeitet auch die **sexualmedizinische Paartherapie**. Wenn ich also einen Tag habe, an dem ich merke, dass es definitiv nicht geht, dann zwinge ich mich nicht mehr dazu. Sonst verkrampfe ich von vornherein. Lieber versuche ich, mich freizumachen von dem Gedanken »Gott, jetzt hab ich gleich Sex, und danach kann ich mich vor Schmerzen wieder kaum bewegen«. Stattdessen sage ich mir: »Das wird schön!«

Denn darum sollte es uns gehen – es selbst zu genießen. Leider vergessen das viele Patientinnen vor lauter Panik und legen die ganze Aufmerksamkeit nur auf den Partner. Natürlich hatte auch ich früher oft Angst davor, dass mein Freund mir »wegrennt«, wenn ich im Bett nicht funktioniere wie beschwerdefreie Frauen. Aber mittlerweile sind wir ganz gut eingespielt, haben Stellungen gefunden, die für uns gut funktionieren, wie beispielsweise die Missionars- oder Löffelchenstellung. Sämtliche Positionen, in denen der Mann sehr tief eindringt, werden von den meisten Frauen mit Endometriose als unangenehm empfunden.

Selbstverständlich ist es wichtig, dass der Partner einfühlsam und rücksichtsvoll ist, aber ich möchte nicht dauernd gefragt werden: »Tut es weh?«. Dadurch werde ich bloß an den Schmerz erinnert und »Wegdenken« klappt nicht wirklich.

Eine **relaxte Atmosphäre** kann dem Ganzen eine gewisse Leichtigkeit geben. Ich vermeide es daher, unter Zeitdruck Sex zu haben und stimme mich nach Möglichkeit vorher sogar darauf ein, beispielsweise mit kleinen Yogaübungen, sogenannten *Hip Openern* – zu finden bei *Happy und Fit Yoga,* inklusive Playlist. Mit autogenem Training beeinflusse ich meine Gedanken positiv.

Was außerdem nie fehlen darf ist **Gleitgel** oder Massageöl.

Übrigens: Bei einer sexualtherapeutischen Behandlung üben Patientinnen nicht nur, über ihre Beschwerden zu sprechen, sondern entwickeln auch körperliche Techniken, wie das Streicheln der erogenen Zonen.

Meine Tipps für weniger Stress und mehr Qualität in der Partnerschaft

Gebt eurer besseren Hälfte gelegentlich eine Pause, und erkort einen Freund oder ein Familienmitglied zum Prellbock und Kummerkasten aus. Ich lade meinen Frust manchmal bewusst zuerst bei einer Freundin ab, damit mein Partner nicht immer die volle Dröhnung abbekommt. Das findet er ganz gut. Noch ein positiver Effekt: Freunde sind nicht täglich involviert und können sich leichter in den Partner hineinversetzen.

Gemeinsame Hobbies schweißen zusammen und schaffen Quality-Time. Plant Aktivitäten, bei denen ihr beide Spaß habt. Mein Körper lässt Badminton ganz gut zu und Kino geht fast immer.

Janine K., 23 Jahre, aus Köln:

Wir wollen uns nicht von der Endometriose unterkriegen lassen.

Mein Freund und ich sind seit drei Jahren zusammen. Kennen lernten wir uns, als meine Endometriosebeschwerden sich noch größtenteils auf meine Periode beschränkten, weshalb er davon anfangs gar nicht wirklich viel mitbekam. Im Lauf der Zeit verschlimmerte sich mein Zustand allerdings. Ich fühlte mich im Allgemeinen sehr abgeschlagen, bekam Probleme beim Wasserlassen und hatte Schmerzen beim Sex. Was mitunter daran lag, dass stetig neue Zysten in meinem Unterleib wuchsen. Außerdem hatten sich Endometrioseherde im Douglasraum angesiedelt, wie sich bei einer Bauchspiegelung herausstellte. Die Diagnose war für uns beide zunächst ein Schock. Mir ging es richtig schlecht. Ich war kaum noch fähig, am gesellschaftlichen Leben teilzunehmen.

Nachdem dann auch noch mein Opa verstarb, mutierte mein psychischer Zustand zur totalen Katastrophe – was für meine Endometriosebeschwerden natürlich der Supergau war. Wochenlang litt ich an starken Blutungen und höllischen Schmerzen. Mein Freund war völlig verzweifelt, wusste anfangs gar nicht, wie er mir eine Hilfe sein sollte. Diese Phase stellte eine echte Zerreißprobe für unsere Beziehung dar. Doch je mehr ich mich schlaumachte über die Endometriose und meinen Partner mit Infos und Statistiken fütterte, desto besser verstand er, worin die Schwierigkeiten für mich im Alltag lagen. Wir mussten beiden Geduld und Verständnis füreinander lernen.

Mittlerweile begleitet er mich beinahe zu jeder Untersuchung, nimmt mir Arbeiten im Haushalt ab und unterstützt mich, wo er kann. Natürlich gibt es trotzdem manchmal frustrierende Situationen, zum Beispiel, wenn ich früher von einer Party abhauen muss. Dann ärgert er sich. Aber nicht über mich, sondern über diese blöde Krankheit.

Auch unser Intimleben leidet nach wie vor darunter, da ich Schmerzen beim Geschlechtsverkehr empfinde und dadurch grundsätzlich keine Lust auf Sex habe. Zudem fühle ich mich oft unwohl in meinem Körper und frage mich, ob ich wohl genug Frau für ihn bin. Aus diesem Grund reagiere ich manchmal sehr abweisend. Das belastet unsere Beziehung. Allerdings gibt mir mein Freund immer wieder das Gefühl, dass ich für ihn das tollste Mädchen auf der Welt bin. Ich habe großes Glück, einen Menschen an meiner Seite zu haben, der mich so sehr unterstützt, obwohl es für ihn nicht einfach ist. Ich denke, unsere Partnerschaft ist an der Krankheit gewachsen.

Pascal M., 27 Jahre, aus Köln, Freund von Janine K.:
Sex ist nicht alles!

Die Krankheit ist eine Belastung und mit vielen Kompromissen und Abstrichen für mich verbunden, weil es meiner Freundin oft nicht gut geht. Gefühlt muss immer ich der Starke sein, egal, wie es mir geht. Schließlich will ich Janine unterstützen und sie nicht noch mehr unter Druck setzen. Sie kann ja nichts dafür, dass sie solche Schmerzen hat. Zugegeben, ich frage mich oft, ob ich das für immer aushalte. Denn ich habe auch Bedürfnisse und natürlich Lust auf Sex mit meiner Freundin. Manchmal empfinde ich es daher schon als frustrierend, dass wir in diesem Bereich unserer Partnerschaft etwas eingeschränkt sind. Doch abgesehen davon, läuft es perfekt zwischen uns. Wir passen so gut zusammen, weshalb ich grundsätzlich positiv auf unsere Zukunft gestimmt bin. Wir denken sogar schon darüber nach, ein Haus zu bauen. Ich will den Rest meines Lebens mit meiner Freundin verbringen. Wir werden die Herausforderungen, vor die uns die Endometriose stellt, gemeinsam meistern.

Kinderwunsch und Kinderwunschtherapie

Erstens kommt es anders und zweitens als man denkt – so ist es mit vielen Dingen im Leben, und wenn ich da an all die Überraschungen denke, die meine Endometriose für mich bereithält sowieso. Ein Thema hat mich auf meiner Reise zu mir selbst kalt erwischt, damals auf der Reha. Ihr erinnert euch vielleicht an diesen Begriff, über den ich stolperte: »AM-was für ein Wert?« Der AMH-Wert, richtig. Die Gespräche mit den Frauen, die vor einem unerfüllten Kinderwunsch standen, hatten sich in mein Gedächtnis gebrannt. Ebenso die Überlegung, einen Beratungstermin im Kinderwunschzentrum zu vereinbaren.

Aber was genau sagt man da am Telefon? Ähm, hallo, ich bin Anna Wilken, und ich würde gern mal aus reiner Neugier mit Ihnen sprechen?! Ich wollte ganz bestimmt nicht deren kostbare Zeit verschwenden, aber für eine Behandlung interessierte ich mich augenblicklich wirklich nicht! Ich musste mir mental Mut anquatschen, um letztendlich dort anzurufen. Die Dame am Telefon war supernett, und ich bekam gleich einen Termin.

Der Tag, der alles veränderte

Am 9. September 2017 zogen wir nach Regensburg, und nur drei Tage später stand die Beratung im Kinderwunschzentrum (KITZ) an. Wie immer, wenn ich zu einem neuen Arzt gehe, brachte ich auch meinen Krankenordner mit. Offen und ehrlich erzählte ich, warum ich hier war – dass mich die Gespräche zum Thema Unfruchtbarkeit mit anderen Endometriosepatientinnen verunsichert hatten, ich aber akut keinen Kinderwunsch hegte. Vielmehr wollte ich auf das Schlimmste vorbereitet sein. Ich war ziemlich aufgeregt beim Reden, konnte nicht einschätzen, was der Arzt von meinem Anliegen hielt. Die meisten Patientinnen kommen sicherlich zu ihm, weil sie schwanger werden wollen und nicht, wie ich, bloß mal einen Blick in die Zukunft werfen möchten. Doch ihm schien das nicht komisch vorzukommen. Er untersuchte mich zuerst sorgfältig und nahm mir Blut ab. Dann checken wir doch mal diesen mysteriösen AMH-Wert ...

 **Info**

Was ist der AMH-Wert?

Der AMH-Wert gibt einen Hinweis auf die Eizellreserve. Das Anti-Müller-Hormon wird in den heranwachsenden Follikeln gebildet. Die Höhe des AMH-Werts ist bei einer Kinderwunschbehandlung interessant, weil man an ihm ungefähr einschätzen kann, wie wahrscheinlich es ist, dass die Eizellen auf die hormonelle Stimulation ansprechen. Beim Ausbleiben einer Schwangerschaft wird dieser also mit als Erstes geprüft. Er kann übrigens immer mal leicht schwanken.

Achtung: Ein niedriger AMH-Wert schließt eine spontane Schwangerschaft nicht aus, aber je geringer die Eizellreserve, desto schlechter spricht das Ovar auf eine Stimulation an.

Eine Woche nach der Blutabnahme musste ich zur Besprechung des AMH-Werts wieder ins KITZ. Ich machte mir eigentlich keine allzu großen Sorgen, denn ich war jung – 21 Jahre alt zu dem Zeitpunkt –, biologisch betrachtet also in der Hochphase meiner Fruchtbarkeit (die liegt bei Frauen zwischen dem 20. und 24. Lebensjahr). Meine Eileiter sind immer durchgängig gewesen – nicht die schlechtesten Voraussetzungen.

Da machte ich mir eher Gedanken um meinen Freund. Mit dem Termin im KITZ hatte ich ihn ganz schön überrumpelt. Sargis liebt Kinder, genau wie ich, aber für ihn war das noch lange kein Grund, wie ein aufgescheuchtes Huhn durch die Gegend zu rennen und sämtliche Informationsquellen anzuzapfen – quasi so, wie ich es tat. Ich hatte mir diesen Floh ins Ohr setzen lassen und mich voll auf das Thema eingeschossen. Weshalb wir schließlich meinetwegen gemeinsam im Wartezimmer des Kinderwunschzentrums saßen, konfrontiert mit einem Thema, das bis dato nicht den geringsten Platz in unserem Leben eingenommen hatte.

Ich erinnere mich noch an jedes Gefühl, an jedes einzelne Wort des Arztes, als er uns hereinbat und ganz euphorisch sagte: »Frau Wilken, Ihr AMH-Wert ist gut.« Er machte eine kurze Sprechpause – die ich nutzte, um erleichtert auszuatmen –, während er Luft holte und erneut ansetzte: »Ihr Wert ist gut – gut genug, um jetzt eine künstliche Befruchtung zu machen. Die brauchen Sie nämlich.«

Baaam! Das war ein Schlag ins Gesicht. Ich schaute Sargis an. Er sah mich an. Wir waren sprachlos – und bei mir heißt das schon was. Diese Info hatte ich nicht kommen sehen. Obwohl ich natürlich in letzter Zeit immer wieder mal darüber nachgedacht hatte, was wäre wenn – so richtig zu Ende gesponnen hatte ich die ganze Kiste nie. Künstliche Befruchtung, Schwangerschaft, hallo? Wir wollten uns doch einfach nur mal beraten lassen und nicht jetzt auf der Stelle ein Kind zeugen. Hat der Doc uns denn nicht richtig zugehört? Wir machten dem Arzt noch mal klar, dass wir uns eine Kinderwunschbehandlung akut nicht vorstellen könnten. Irritiert von dem Gespräch, das nicht verlaufen war, wie wir es erwartet hatten, fuhren wir nach Hause – im Gepäck diese verstörende Information, eingepackt wie ein rohes Ei, denn genau so wurde das Thema von nun an behandelt.

Frieda, wusstest du's schon? Wir können vielleicht nicht auf natürlichem Weg schwanger werden!

Diese Tatsache lag mir im Magen wie eine unverdaute Mahlzeit. Bei einem AMH-Wert von 0,44 ist diese Möglichkeit praktisch ausgeschlossen. Die Messung geht von 0 bis 10, also könnt ihr euch vorstellen, wie meine

Chancen stehen. So weit weg der Gedanke ans Kinderkriegen davor auch war, mit diesem Wissen im Hinterkopf bekam ich Angst vor der Zukunft. Was, wenn ich nie eigene Kinder haben werde?

Ein hochsensibles Thema, über das ich lange Zeit nicht sprach. Alles, was ungesagt blieb, verarbeitete ich im Schlaf. Schlimme Albträume von Fehlgeburten verfolgten mich, Horrorszenarien von einer Schwangerschaft nach der anderen, die nicht zustande kam. Das Thema belastete mich sehr. Doch wenn mich meine Familie oder meine Freunde darauf ansprachen, behauptete ich stets: »Das macht mir nichts aus, ich bin okay.« Ich fraß all meine Sorgen in mich hinein und weiß ehrlich gesagt bis heute nicht, für wen ich da stark sein wollte? Für mich selbst vielleicht? Weil ich die Vorstellung nicht ertragen konnte, eventuell nie mein eigenes leibliches Kind in den Armen zu halten?! Ich bin durch und durch ein Familienmensch, und wann immer ich mir meine Zukunft vorstellte, sah ich mich ganz selbstverständlich mit Kindern. Und plötzlich bekam dieses Bild Risse.

Das Schlimmste war, wenn dann auch noch jemand sagte: »War doch klar, dass es mit der Endometriose schwierig wird.« *Tick, tick, boom!* Da ging ich an die Decke – eigentlich bei jeder Konfrontation. Ich kenne genügend Endosisters, die Kinder haben und unproblematische Schwangerschaften erlebten – je nachdem, wie sich die Verwachsungen im Bauchraum und Unterleib gestalten.

Das Thema lief in Endlosschleife in meinem Kopf. Künstliche Befruchtung? Auf keinen Fall! Ich weiß, Kinderwunsch ist ein sensibles Thema. Für die eine Frau ist es die Traumvorstellung, das eigene Fleisch und Blut zu gebären, wieder eine andere arrangiert sich mit Adoption oder favorisiert diese Alternative sogar. Ich finde den Gedanken auch wunderbar, einem verwaisten oder verstoßenen Kind ein liebevolles Zuhause zu geben. Früher sagte ich oft: »Später adoptiere ich mal!« Und so herzerwärmend ich diese Vorstellung finde – sie bekommt einen anderen Beigeschmack, wenn sie plötzlich keine Option von vielen ist, sondern womöglich die einzige Lösung.

Info

Adoptionsverfahren in Deutschland sind langwierige Prozesse. Sie können sich über Jahre hinziehen und beinhalten unzählige Behördengänge und viel Papierkram – Fragebögen zu Beweggründen und so weiter. Ein Elternteil muss mindestens 25 Jahre alt sein (das gilt ebenfalls für eine alleinstehende Person mit Adoptionswunsch) und das andere Elternteil mindestens 21. Der Altersunterschied zwischen Kind und Eltern sollte nicht mehr als vierzig Jahre betragen. Die finanzielle Situation spielt eine Rolle, ebenso wie die Wohnsituation und das soziale Umfeld, was vom Jugendamt mehrfach überprüft wird.

Ich finde es wichtig, dass Elternpaare auf Herz und Nieren gecheckt werden, bevor ihnen das Leben eines schutzlosen Kindes in die Hände gelegt wird, dennoch ist es erschreckend und traurig, wie vielen wunderbaren Menschen eine Adoption durch diesen Wahnsinn, den wir Bürokratie nennen, unmöglich gemacht wird. Ich kenne adoptionsbereite Elternteile, die sich schon seit Jahren um Kinder bemühen.

Kommt Zeit, kommt Rat

Im Lauf der nachfolgenden Monate gewöhnte ich mich etwas mehr an den Gedanken und wuchs mit der neuen Herausforderung, die mir das Leben vor die Füße geworfen hatte. Ich öffnete mich wieder für Gespräche, redete viel mit meiner Mutter. Sie war auch sehr traurig darüber und neben meinem Freund so ziemlich meine einzige Ansprechpartnerin. In meinem Freundeskreis beschäftigte sich noch niemand mit Familienplanung. Die einzige Freundin, der ich mein Herz ausschütten konnte und die mich auch verstand, war Rieke. Ihr erinnert euch vielleicht an sie, meine Seelenverwandte. Darum beschäftigen sie ähnliche Sorgen – allerdings ist sie mir in dieser ganzen Prozedur schon einige Schritte voraus.

Einen weiteren Schritt nach vorn, raus aus meinem depressiven Gedankenkreisel, machte ich schließlich auch dank Frau Dr. Mechsner. Sie findet einfach in vielen Dingen einen Zugang zu mir. Ich nahm an einer Studie zu einem neuen Medikament teil, weshalb ich öfter Termine bei ihr hatte. Wir redeten viel, und in den Gesprächen mit ihr arbeitete ich einen großen Teil davon auf, was ich am Anfang verdrängt und hinter der Fassade »Ich-bin-okay« versteckt hatte. Zudem gab mein niedriger AMH-Wert Frau Dr. Mechsner Rätsel auf, weil weder meine Eileiter noch meine Eierstöcke von der Endometriose betroffen waren. Gemeinsam überlegten wir, wie es jetzt weitergehen sollte. Dabei fiel zum ersten Mal der Begriff **Kryokonservierung.**

»Anna, wenn Sie jetzt noch nicht schwanger werden wollen, wäre es sinnvoll, Ihre Eizellen einzufrieren.« Den Ist-Zustand meiner Follikel zu konservieren, um diese irgendwann in der Zukunft verwenden zu können, klang für mich nach einer Variante, mit der ich mich viel eher anfreunden konnte, als mit dem Notfallplan des Arztes aus der Kinderwunschklinik.

Wir nahmen erneut meinen AMH-Wert ab. Dieses Mal lag er bei 1,4 – nicht berauschend, aber man kann noch was mit ihm anfangen. Frau Dr. Mechsner riet mir dazu, mich in naher Zukunft eingehend mit dem Thema auseinanderzusetzen. Ich sollte mir darüber im Klaren sein, dass die Behandlung, die einer Kryokonservierung vorausgeht, körperlich belastend werden würde und der psychische Druck nicht zu unterschätzen wäre.

Das schreckte mich ab, denn das vergangene Jahr hatte mich nervlich schon ziemlich ausgezehrt. Aber ich kannte mich auch gut genug, um zu wissen, dass es mich noch verrückter machen würde, nichts zu unternehmen. Also besprach ich diese Methode erst mal mit meinem Freund und vereinbarte einen neuen Termin im Kinderwunschzentrum, allerdings bei einem anderen Arzt. Mir war es wichtig, mehrere Meinungen zu hören. Darum bestellte ich mir verschiedene Bücher zum Thema Kinderwunsch. Gefühlt legte ich die Lektüren nicht mehr aus der Hand – im Zug, auf dem Klo, sogar ins Bett ging ich bei Zeiten, nur um zu lesen.

Bei all meiner Neugier und Wissbegierde merkte ich gar nicht, dass ich mir mehr Information auflud, als meine Psyche tragen konnte. Ich bekam immer mehr Pickel und richtige Entzündungen im Gesicht. Meine Freundin Tomke fragte mich irgendwann: »Sag mal Anna, beschäftigt dich gerade irgendetwas ganz extrem?« Ich wusste zwar gleich, worauf sie hinauswollte, musste aber erst aus dem Mund meines Hautarztes hören: »Die Akne kann psychosomatisch bedingt sein.«

Eizellen konservieren – ja oder nein?

Da saßen wir also wieder im selben Wartezimmer wie vor einem Jahr – ein komisches Gefühl. Ich war nervös, aber vor allem hatte ich einen Haufen Fragen an unsere »neue« Ärztin, Frau Dr. med. Ignatov. Nachdem wir standardmäßig alle meine Unterlagen durchgegangen waren und ich den inneren Ultraschall hinter mich gebracht hatte, schloss sich die Gynäkologin Frau Dr. Mechsners Meinung an. »Jetzt Eizellen für später zu sammeln ist die einzige sinnvolle Möglichkeit, die ich bei Ihnen sehe. Die Endometriose ist eine Überraschungskiste – man weiß nie, was da noch kommt –, und Ihr AMH-Wert ist für Ihr Alter sehr niedrig. Da sollten wir bald handeln.« Die letzte Blutabnahme hatte einen Wert von 0,88 ergeben.

In Fällen wie bei mir, wo der Fokus darauf liegt, die Vitalität der Eizellen aufrechtzuerhalten, geht man ähnlich vor, wie bei

Krebspatientinnen: Es werden Sammelzyklen gemacht mit dem Ziel, genügend Follikel für eine Schwangerschaft zu gewinnen. Leider geht dieser Prozess mit genau der einen Sache einher, die ich bisher kategorisch abgelehnt hatte: eine hormonelle Stimulation. Ich halte nichts davon, etwas zu erzwingen, das wisst ihr ja, und Hormonen und ihren Nebenwirkungen stehe ich ohnehin kritisch gegenüber. Auf Medikamente im Allgemeinen reagiere ich sehr empfindlich. Günstig ist die ganze Nummer übrigens auch nicht und Frau Dr. Ignatov warnte uns schon vor, dass es schwierig werden würde, eine Kostenübernahme bei der Krankenkasse durchzuboxen.

Die gesamte Behandlung ist unglaublich teuer. Ein Sammelzyklus kann schnell mehrere tausend Euro verschlucken, und bei den meisten Patientinnen reicht einer nicht aus. Dann kostet noch die Befruchtung extra, das Einsetzen der befruchteten Eizelle und so weiter und so fort. Die Übernahme der Kosten für die künstliche Befruchtung durch die Krankenkasse gestaltet sich schwierig, sobald eine Kryokonservierung ins Spiel kommt, weil das Einfrieren von Reproduktionsmaterial in Deutschland nicht als Standardmaßnahme gilt. Darum wird in dieser Angelegenheit nach Einzelfall entschieden. Da ich mit all meinen Anträgen bisher immer Glück hatte, versuchte ich es zumindest. Zumal die medizinischen Fakten ja absolut für mich sprachen. Doch das schien meine Kasse nicht zu interessieren. Die Absage ging mir noch zu, bevor die Stimulationsphase überhaupt angefangen hatte. Die Begründung meiner Krankenkasse lautete wie erwartet: *Diese Behandlung gehört nicht zu den schulmedizinischen Behandlungsmethoden. Der Gemeinsame Bundesausschuss hat die Kryokonservierung als Vertragsleistung abgelehnt.*

Noch während ich das Antwortschreiben las, fing ich bitterlich an zu weinen. Sargis war da schon gefasster, er ist immer sehr realistisch und meinte nur: »Das war doch zu erwarten.« Nun ja, das mochte sein – aber die Hoffnung stirbt ja bekanntlich zuletzt, nicht wahr?

Mein Hinweis an euch: Ihr könnt Widerspruch gegen den Entscheid einlegen. Meine Freundin Rieke überredete mich dazu, und eine unglaublich nette Dame von meiner Krankenkasse gab mir noch den Tipp, den Anträgen ein Schreiben vom Kinderwunschzentrum beizufügen, das die Dringlichkeit der Behandlung darlegt.

Der erste Sammelzyklus

Die Hormonstimulation beginnt mit Einsetzen der Regelblutung. Ich kann euch sagen, Leute, ich habe noch nie vorher so meinen Tagen entgegengefiebert. Normalerweise hasse ich diese Zeit, weil ich dann immer so starke Schmerzen habe. Meine Periode kommt nie pünktlich, und das war in diesem Fall auch nicht anders. Als sie dann endlich einsetzte, rief ich sofort im Kinderwunschzentrum an und wurde direkt für den nächsten Morgen einbestellt.

An Schlaf in der Nacht war mal wieder nicht zu denken. Mein Kopf drehte sich. Am meisten machten mir die Spritzen Angst. Ich hasse ja Nadeln! Beim Gedanken daran, mich von nun an täglich selbst zu stechen, stellten sich mir die Haare zu Berge. Schon die Thrombosespritzen nach der Bauchspiegelung musste mir mein Stiefvater geben.

Ich hätte hundemüde sein müssen, aber vor Aufregung war ich total aufgeputscht, als ich im Kinderwunschzentrum ankam. Zuerst wurde mir noch mal Blut abgenommen zur Hormonkontrolle, und dann machte die Ärztin einen inneren Ultraschall, um auszuschließen, dass sich in der Zwischenzeit zum Beispiel Zysten gebildet hatten. Die hätten einer Behandlung im Wege gestanden. Der Ultraschall sah gut aus, also konnten wir fortfahren.

Wie läuft die Stimulation ab?

Im Regelfall geht die **Stimulation zehn Tage bis zwei Wochen** – das hängt ganz von der Patientin ab und kann bei jedem Sammelzyklus

unterschiedlich ausfallen. Frau Dr. Ignatov hat sich bei mir für Pergoveris®
entschieden. Dieses Medikament wird eingesetzt, wenn die Hormone
FSH (follikelstimulierendes Hormon) und LH (luteinisierendes
Hormon) eine niedrige Konzentration aufweisen, um die Reifung der
Follikel anzuregen. Die Spritzen ähneln einem Insulinpen. Nach jeder
Dosis wechselt man den Aufsatz aus. Ich sollte mit 300 I.E. (Inter-
nationale Einheiten) pro Tag anfangen. Das kam mir total viel vor im
Vergleich zu einer Freundin, die nur 150 Einheiten spritzte. Die Er-
klärung dafür ist einfach: Ich habe schlechte Voraussetzungen aufgrund
meines niedrigen AMH-Werts, deshalb muss die Einheit höher sein.

Es ist außerdem wichtig, dass die Spritzen zu einer festen Uhrzeit
gesetzt werden – üblicherweise einmal täglich, entweder morgens
oder abends. »Mein« Kinderwunschzentrum handhabt das etwas
anders: Damit der Körper die Hormone nicht so schnell und auf einmal abbaut, sollte ich mir eine Hälfte am Morgen und eine am Abend
verabreichen – und zwar subkutan, also unter die Haut. *Hello Drama!*,
sage ich nur. Auch noch zweimal am Tag dieser Terror!

Mit 900er-Spritzen bewaffnet kam ich schließlich aus der Apotheke. Es gibt sie in verschiedenen Größen. Ich benötigte die größten.
Das wurde ja immer besser!

Gegen neun Uhr am Abend nahm die Odyssee ihren Lauf. Noch bevor ich den Injektionspen überhaupt angesetzt hatte, zitterte ich so
heftig, dass klar war: Das wird nichts! Allein beim Anblick der Nadel
bekam ich Kaltschweißattacken. Meine Freundin Anna war gerade
zu Besuch und bot mir an, mich zu spritzen. Doch sie hatte so etwas
auch noch nie zuvor gemacht. Verstärkung musste her: Wir schalteten
Rieke per FaceTime zu. Sie hatte die ganze Prozedur schon hinter sich
und erklärte uns genau, was zu tun war: »Am besten spritzt man in
den Bauch, da ist das meiste Fettgewebe.« Eine halbe Stunde Tamtam
später, war die Operation am offenen Herzen dann endlich vollbracht.
So viel Theater für einen Piks, der nicht mal brannte. Das Video dazu
müsst ihr euch unbedingt auf Instagram anschauen – zum Schießen!

Am nächsten Morgen brachte ich den bestialischen Eingriff auch ohne mein OP-Team hinter mich. Stechen, ohne dabei blaue Flecken zu hinterlassen, war zwar noch nicht meine Stärke, aber es ist ja noch kein Meister vom Himmel gefallen!

Von Mal zu Mal wurde ich besser. Ich wusste ja, wofür ich das alles auf mich nahm. Dieser Gedanke half mir übrigens ungemein dabei, die Stimulationsphase durchzustehen. Wenn ich auch bisher meine Witzchen gemacht habe, das Ganze war spätestens dann kein Spaß mehr, als die Nebenwirkungen einsetzten. Nach zwei Tagen – was echt früh ist – fing die Übelkeit an. Dann wurde ich extrem träge. Es kam immer mehr dazu. Mir war rund um die Uhr schlecht, schwindelig, und ich hätte nur schlafen können. Zum Glück kamen meine Eltern zu Besuch und kümmerten sich um mich.

Nach fünf Tagen hatte ich den ersten Kontrolltermin, um zu sehen, ob mein Körper die Hormone annahm und die Follikel gewachsen waren. Ich war hypernervös, ging aber eigentlich von positiven Nachrichten aus, weil ich so starke Nebenwirkungen hatte. Doch leider war das Resultat noch nicht wirklich zufriedenstellend, weshalb wir die Einheiten auf 450 erhöhten – Höchstdosis. Ich war enttäuscht, hatte mehr erwartet, mehr erhofft. Doch laut Ärztin war alles noch im Rahmen. Immerhin verweigerte mein Körper die Hormone nicht komplett – gut für die Follikel, schlecht für meinen Alltag. Ich war so fertig, ich konnte das Haus kaum verlassen, musste sämtliche Jobs absagen. Alles drehte sich nur noch um diesen einen Kinderwunschversuch – psychisch wie physisch.

Zwei Tage später musste ich zur nächsten Kontrolle – das handhabt jede Praxis ein bisschen anders. Die Termine sind immer gleich: Blutabnahme, Ultraschall von innen und eine nettes Gespräch. Dieses Mal sahen wir schon einen kleinen Fortschritt, und weil bald mein Eisprung anstand, bekam ich noch die **Eisprungverhinderungsspritze** (Fyremadel) dazu. Die ist sehr wichtig, damit der Eisprung nicht vorzeitig stattfindet und die Follikel in den Bauchraum wandern. Ich gab sie mir ins Bein – mein Bauch war schon lädiert genug.

Die Follikelpunktion

Je näher die Eizellentnahme rückte, desto unruhiger wurde ich. Waren die Follikel reif genug? Wie viele Eizellen werden wir wohl bekommen? Fragen, die sich in meinem Kopf wiederholten und sich nachts wie immer in Albträumen äußerten: Ich wache nach der Punktion auf, und es ist keine reife Eizelle dabei. Meine nächtlichen Szenarien waren nicht allzu weit weg von der Realität, denn meine Follikel wollten einfach nicht wachsen. Ab 18 Millimeter rechnen die Ärzte mit einer Chancen auf eine reife Eizelle – die Größe ist allerdings nur ein Indiz, keine Garantie für die Qualität des Follikels. Meine waren zu dem Zeitpunkt erst 14 Millimeter groß. Aus dem Grund mussten wir auch den ersten errechneten Punktionstermin verschieben, was für mich einfach nur die schrecklichsten News ever waren, weil Sargis sich extra dafür freigenommen hatte, und das ist in seinem Beruf nicht so easy. Der Ersatztermin kollidierte dann ausgerechnet mit einem Auswärtsspiel, weshalb er mich nicht begleiten können würde. Aber nicht nur das machte mich tierisch fertig. Auch die Nebenwirkungen zerrten höllisch an meinen Nerven. Ich war so groggy, und mir war dauernd speiübel. Ein Glück leistete mir meine Freundin Miri in der Zeit Beistand. Mindestens einmal in der Woche telefonierten wir ausführlich, während ich mit Oskar Gassi ging und sie sprach mir gut zu.

36 Stunden vor der Punktion musste ich mir dann die HCG-Spritze geben. Diese löste den bisher unterdrückten Eisprung aus. Ich hatte ein Präparat zum Zusammenmischen. Das Blöde war, vor lauter Aufregung habe ich es nicht richtig hinbekommen. Ausgerechnet! Von der Auslösespritze hängt total viel ab! Meine Punktion war für 08:30 Uhr am Freitagmorgen angesetzt, weshalb ich mir am Mittwochabend um genau 20:30 Uhr das HCG spritzen musste. Ich war so schrecklich zittrig und hatte Angst, etwas falsch zu machen. Sargis mixte das Zeug schließlich zusammen, denn ich konnte nur noch an eins denken: Hoffentlich ist das alles bald vorbei! Aber insgeheim war mir schon klar: Ein Durchlauf würde wahrscheinlich nicht reichen. Frau

Dr. Mechsner und Frau Dr. Ignatov hatten mir beide angeraten, bis zu 15 Eizellen zu sammeln.

 **Info**

Wie werden die Eizellen entnommen?

Die Eierstöcke werden durch die Scheide punktiert und die Eibläschen mit der Follikelflüssigkeit abgesaugt. Anschließend wird die gewonnene Flüssigkeit unter dem Mikroskop nach vorhandenen Eizellen abgesucht und auf ihre Qualität überprüft. Der Eierstock befindet sich anatomisch direkt hinter der Scheidenwand, sodass die Nadel nicht tief in den Körper eingeführt werden muss. Die Patientin sollte nüchtern sein und die Blase vorher entleert haben. Der ambulante Eingriff wird meistens unter Vollnarkose gemacht, kann aber auch ohne Anästhesie stattfinden, wenn nur wenige Eizellen entnommen werden.

Die Punktion fand im KITZ statt. Dort gibt es Operationssäle und einen Aufwachraum. Für mich war eines von Vorneherein klar: Ich mache das nur unter Vollnarkose! Allein schon wegen der Endometriose – eine »stinknormale« gynäkologische Untersuchung ist für mich wie ein Besuch in der Folterkammer. Eine Nadel bei Bewusstsein durch die Scheidenwand gestoßen zu bekommen: *No way!*

Gemeinsam mit meiner Freundin Freya fuhr ich zum KITZ. Sie gab alles, um meinen Freund gebührend zu »ersetzen«. Da sie ebenfalls eine Frau ist, durfte sie sogar mit in den OP. Ich war ohne Ende aufgeregt, hatte eigentlich mehr Angst vor dem Ergebnis als vor dem Eingriff. *Bitte, bitte, lass brauchbare Eizellen dabei sein!* Bis die Narkose einsetzte, betete ich in Dauerschleife.

Nach knappen 15 Minuten war der Eingriff vorbei und ich schlummerte noch ein Weilchen tief und fest, während ein alter Bekannter auf der Bildfläche erschien. *Stoney Maloney* war dieses Mal heftig auf Propofol® und schwer am Diskutieren mit der Schwester, die mich in den Aufwachraum schob: »Michael Jackson ist an Propofol gestorben, ist Ihnen das bekannt?« Die Schwester legte eine Hand auf meine Schulter: »Ja, ja, aber der war ja nicht bei uns«.

Die Ausbeute

Zwanzig Minuten später war ich dann richtig wach. An den Auftritt meines zugedröhnten Zwillings erinnerte ich mich nicht mehr. Freya erzählte mir davon. Doch zum Lachen war mir da schon nicht mehr zumute. Ich hatte höllische Schmerzen, und weil ich Ibuprofen® einwerfen kann wie Smarties, spritzten sie mir Dipidolor®. Ein Opiat, das unters Betäubungsmittelgesetz fällt und mich auf direktem Weg in andere Sphären beförderte. Wieder vernebelt, aber herrlich schmerzfrei, schwebte ich förmlich in die Besprechung mit Frau Dr. Ignatov.

Trotz Schlagseite spürte ich meinen Puls nun deutlich vor Aufregung. Voller Erwartung sahen meine Freundin und ich die Ärztin an. Trommelwirbel ... für ... eine reife Eizelle. Puh! Mir fielen tausend Steine vom Herzen. Jetzt werdet ihr euch denken: Okay, die steht immer noch unter Medikamenteneinfluss, kein Wunder, dass sie sich darüber freuen kann! Und ich verstehe euch – die meisten Frauen haben mehr Eizellen. Aber ich war froh, dass überhaupt eine reife dabei war, immerhin hatte ich nur vier Eizellen insgesamt. Ich spürte, wie meine Augen glasig wurden. Ein kurzer sentimentaler Moment, denn Frau Dr. Ignatov machte mir keine Illusionen: »Wir sollten nicht zu viel Zeit bis zum nächsten Versuch vergehen lassen. Ihr Körper braucht einige Monate, um die Hormone abzubauen. Gönnen Sie sich mindestens zwei Monate Pause, machen Sie wirklich langsam. Aber dann sollten wir wieder beginnen.«

Und was passiert jetzt mit meiner Eizelle?

Nach der »Qualitätsprüfung« wurde meine reife Eizelle eingefroren. Ähnlich wie die Miete für ein Postfach zahlt man Lagerungsgebühren für die Aufbewahrung des genetischen Materials – 130 Euro im Jahr. Die gesamten Kosten für die Kryokonservierung betragen 896 Euro.

Übrigens haben Sargis und ich der Eizelle auch einen Namen gegeben. Wir haben ihn uns während der Behandlung ausgedacht, um mich abzulenken. Im Gegensatz zu Frieda bleibt dieser allerdings unser kleines Geheimnis.

Hormonchaos – Überstimulation

Zu Hause angekommen fiel ich direkt auf die Couch und döste den ganzen Tag. Freya blieb bei mir, um die Nanny zu spielen.

Übers Wochenende entwickelte ich mörderische Schmerzen im gesamten Bauchbereich. Also schlug ich am Dienstag wieder im KITZ auf. Frau Dr. Ignatov erklärte mir, dass sich durch die Hormonüberstimulation Flüssigkeit in meinem Bauchraum angesammelt hatte. Diese verursachte die Schmerzen. Bei einer sehr starken Überstimulation kann ein Krankenhausaufenthalt nötig werden – und dreimal dürft ihr raten: Dieser Fall trat bei mir ein. Mitnehmen was geht, gell, Anna?! Dr. Ignatov legte mir also ans Herz, mich unbedingt auszuruhen, drei bis vier Liter am Tag zu trinken und mich etwas zu bewegen, damit die Flüssigkeit aus meinem Körper wich. Der makabre Witz an der Sache: Ich sah aus wie im dritten Monat schwanger.

Insgesamt hat der ganze Versuch mich knapp vier Wochen beeinträchtigt. Die Flüssigkeitsansammlung im Nachhinein war eigentlich das Schlimmste an der ganzen Sache. So heftig hatte ich mir die Nachwirkungen nicht vorgestellt, und mir graute vor dem zweiten Anlauf! Umso dankbarer war ich für die Kontakte, die ich auf der Reha geschlossen habe. Ihr erinnert euch vielleicht an die zwei Frauen, um die ich im Reha-Kapitel noch ein kleines Geheimnis gemacht habe – Claudia und Suleika haben mich auf dem unbequemen Weg durch die Kinderwunschbehandlung begleitet. Wir haben stundenlang telefoniert und uns auch getroffen. Es tut so gut, wenn man verstanden wird.

Zweiter Versuch

Acht Wochen später starteten wir den nächsten Sammelzyklus. In den zwei Monaten dazwischen konnte ich mich zwar körperlich ausruhen, gedanklich aber überhaupt nicht. Ich gehöre zu den Menschen, die unentspannt sind, wenn ihnen noch etwas im Nacken sitzt. Also dachte ich in dieser »Pause« permanent an den Horror, der mir bevorstand. Andererseits war mir auch klar, dass ich ohne einen weiteren Versuch meinen Kinderwunsch direkt auf Eis legen konnte – dauerhaft.

Was mich zusätzlich nervte: Ich hatte noch keine Rückmeldung vom Medizinischen Dienst zu meinem zweiten Antrag auf Kostenübernahme bekommen. Der nächste Sammelzyklus startete also, bevor ich überhaupt wusste, ob ich für den vorherigen auch nur einen Penny sehen würde. Damit ihr mal eine Vorstellung bekommt: Der erste Sammelzyklus hat mich rund 5.800 Euro gekostet. Das ist ein ganz schöner Batzen und macht den Gedanken an eine weitere Runde in der Hormonschleuder nicht gerade attraktiver. Ganz im Gegenteil, ich fühlte mich enorm unter Druck, denn das ist unfassbar viel Geld, und mich beschäftigte ständig die Überlegung: Was machen die Leute, die sich das nicht leisten können? Das ist so unfair ... Der Terror in meinem Kopf regierte mal wieder mein Leben, und darum wunderte es mich auch nicht, dass meine Periode auf sich warten ließ. Gefühlt war ich durch und durch verkrampft.

Ich war heilfroh, als ich endlich meine Tage bekam und die Warterei und das Kopfzerbrechen ein Ende hatten. Wie beim letzten Mal rief ich mit Einsetzen meiner Regel im KITZ an. Alles hätte nach Schema F ablaufen können, hätte meine Gynäkologin nicht eine Follikelzyste am Eierstock beim inneren Ultraschall entdeckt. Das war schon wieder zu viel für mich. Das Teil musste verschwinden, solange ich noch meine Tage hatte! Wenn ich wegen dem blöden Ding einen Monat warten müsste, bis wir mit der Stimulation anfangen könnten, würde ich hohldrehen – garantiert! Aus Erfahrung weiß ich, dass die Follikelzysten bei mir schnell wieder weggehen. Darum bat ich Frau Dr. Ignatov, die Untersuchung in ein paar Tagen zu wiederholen und hoffte, dass wir doch noch starten könnten.

Drei Tage später ging ich also voller Hoffnung wieder ins KITZ und siehe da, die Zyste war so gut wie weg – die Behandlung konnte beginnen. Wir fingen direkt mit 450 Einheiten an. Meiner Ärztin tat es total leid, mir das zuzumuten, denn sie wusste, wie stark mich die Nebenwirkungen in meinem Alltag und Beruf einschränken. Aber ich war mittlerweile gefühlt im Robotermodus. Mir war alles egal, Hauptsache den Eizellen ging es gut! Man muss Prioritäten setzen – das haben wir doch gelernt!

Zu meiner Überraschung lief die Stimulationsphase ganz anders als beim ersten Mal. Nach vier Tagen Hormoncocktail stellte sich im ersten Kontrolltermin heraus, dass die Follikel schon richtig groß waren. Wir konnten sogar auf 300 Einheiten runtergehen. Ich war begeistert! Denn ich hoffte, dass dadurch auch die Nebenwirkungen etwas schwächer würden. Noch am selben Tag bekam ich schon die Eisprungverhinderungsspritze mit, musste sie sogar zweimal injizieren, weil meine Hormonwerte schon so hoch waren. Alles ging plötzlich ratzfatz. Sargis und ich mussten uns ranhalten, denn wir hatten uns für die Entnahme noch etwas Besonderes überlegt: Wir wollten eine Eizelle vor dem Einfrieren mit seinem Sperma befruchten lassen. Dazu hatte uns die Ärztin geraten. Auf diese Weise lässt sich vorab feststellen, ob die Eizellen das Sperma überhaupt annehmen. Darum hatten wir zwei Tage später noch mal einen Termin, damit Sargis sich der Gewebegesetzprobe und einer Blutabnahme unterziehen konnte.

Info

Bei der **intrazytoplasmatischen Spermieninjektion** (ICIS) wird eine einzelne Samenzelle mit einer feinen Nadel direkt in den Follikel injiziert. Im Regelfall wird die befruchtete Eizelle dann noch zwei bis drei Tage kultiviert und der Frau eingesetzt.

Bei uns sollte die befruchtete Eizelle kryokonserviert, also eingefroren werden. Da kommen viele Papiere ins Spiel, denn sie gehört dann nicht mehr nur mir, sondern auch Sargis. Wenn wir uns irgendwann mal trennen sollten, müsste er seine Zusage geben, falls ich sie einsetzen lassen wollen würde. Ohne sein Einverständnis dürfte die befruchtete Eizelle nicht verwendet werden, im Todesfall auch nicht.

Info

Das Vorkernstadium – oder auch das romantischste Wort der Welt

Das Vorkernstadium ist das Anfangsstadium der Befruchtung. Es beginnt etwa vier Stunden nach dem Eindringen der Samenzelle in die Eizelle, wenn sich aus beiden Keimzellen jeweils ein sogenannter Vorkern ausbildet. Dieser enthält den halben mütterlichen beziehungsweise den halben väterlichen Chromosomensatz. Die beiden Vorkerne nähern sich im weiteren Verlauf einander an. Zum Abschluss der Befruchtung lösen sich die Hüllen der beiden Vorkerne auf, und die beiden halben Chromosomensätze verschmelzen zu einem ganzen.

Im Anschluss an unser Gespräch untersuchte mich Frau Dr. Ignatov noch einmal mittels innerem Ultraschall, und ich dachte, ich höre nicht richtig, als sie sagte: »Dieser Follikel ist 18 Millimeter groß.« Sargis reagierte ganz entspannt: »Ist doch gut, wenn er schon so groß ist.« Aber ich sah schon eine vorgezogene Punktion auf mich zukommen und alle meine Pläne über Bord gehen. Persönliche Weiterentwicklung hin oder her: An solchen Tagen hasste ich es, wenn alles außer Kontrolle geriet! Die Ärztin verließ das Untersuchungszimmer für 15 Minuten, und ich wusste, was sie augenblicklich abklärte, nämlich: »Wir machen die Punktion übermorgen!« An einem Samstag sollte sich also meinetwegen das ganze Team hier einfinden! Ganz wunderbar! Ich fühlte mich wie eine Last für die ganze Welt und abgesehen davon, fiel der Termin mal wieder auf Sargis' Spieltag. Meine Nerven lagen blank!

Da half am Abend nur eine Session Skip-Bo, gefolgt von UNO und Durak – das ist ein armenisches Kartenspiel. Mich damit abzulenken ist nämlich während der Sammelzyklen zu unserer kleinen Tradition geworden. Unbeschwerte Momente, in denen ich mal alles andere vergesse.

Am Samstagmorgen schaffte Sargis es überraschend noch mit zur Punktion. Danach sprang er zwar aus dem OP in den Mannschaftsbus, aber immerhin. Es bedeutete mir viel, dass er dabei war. Zumal wir die einzigen in der Praxis waren und er überall dabei sein konnte.

Diesmal fühlte ich mich viel besser nach dem Eingriff und brauchte keine intravenösen Schmerzmittel. Ich durfte sofort nach Hause, wo sich meine Freundin Anna liebevoll um mich kümmerte. Da der

Eingriff am Wochenende gemacht wurde, erfuhr ich nicht mehr am selben Tag, wie viele Eizellen die Ärztin entnehmen konnte. Die Stunden bis das Labor wieder öffnete zogen sich wie Kaugummi. Es mussten einfach zwei reife Eizellen dabei sein! Denn wir hatten entschieden: Nur, wenn zwei Follikel brauchbar wären, würden wir einen davon befruchten lassen. Ansonsten wandert »der Einzelgänger« unbefruchtet und allein in die »Gefriertruhe«. An der Ausbeute dieser Punktion hing also eine Menge.

Ich kann euch nur raten: Gebt eurem Partner Zeit, sich an den Gedanken einer künstlichen Befruchtung zu gewöhnen. Es muss euch beiden mit der Entscheidung gut gehen. Gerade Männer stehen der Thematik oft erst mal etwas reserviert gegenüber, tun sich manchmal schwerer als wir Frauen, über ihre Gefühle zu reden – das musste ich auch erst mal lernen.

Um Punkt neun Uhr am Sonntagmorgen rief ich also im Labor an – dass ich ungeduldig bin, ist ja kein Geheimnis, aber an dem Tag hielt ich es kaum aus. Ob ich unterbewusst schon spürte, was ich gleich zu hören bekam?

Eine reife Eizelle. Stille in meinen Gedanken für einen Moment. Kein Gefühl von Erleichterung dieses Mal, auch wenn eine Eizelle besser war als keine. Aber wir hätten eben zwei gebraucht für »unser Ei«. Ich war maßlos enttäuscht, hatte mich längst verliebt in die Vorstellung, eine gemeinsame Eizelle im Vorkernstadium zu haben. Die gedrückte Stimmung war den ganzen Tag spürbar. Ich verstand einfach nicht, wo das Problem war – und Frau Dr. Ignatov konnte all die Fragezeichen in meinem Kopf auch nicht durch Antworten ersetzen. Meine Hormonwerte waren jedes Mal perfekt gewesen für die Entnahme, ebenso die Größe der Follikel. Wir brauchten dringend eine Lösung, denn auf diese Weise 15 Eizellen zu sammeln, konnte ich weder meinem Körper noch meinem Geldbeutel antun! Zumal ja nicht garantiert war, dass sich all die Strapazen überhaupt jemals auszahlen. Was, wenn es nie klappt? Der Boden der Tatsachen war hart und hässlich – kein Ort an dem ich widerstandslos verweilen würde.

Endlich Rückmeldung vom Medizinischen Dienst

Und damit gleich der nächste Schlag in die F...: Widerspruch abgelehnt. Und dabei hatte ich mir so gute Chancen ausgerechnet, weil Frau Dr. Ignatov einen hochemotionalen Brief geschrieben hatte. Ich war zutiefst gerührt gewesen von ihrem Plädoyer für meine Situation. Umso unerwarteter traf mich die Begründung, »sie sähen keine Notwendigkeit in der Behandlung, denn sowohl die Endometriose als auch der AMH-Wert könnten sich bis zum Zeitpunkt des Kinderwunsches noch verbessern«. Ja, nee, ist klar – nicht mal ein Wunder könnte an meinem AMH-Wert noch etwas rütteln! Das ist so ungerecht! Und alles nur, weil ich die Eizelle einfrieren lassen will. Würde ich diesen Zwischenschritt nicht machen, sondern die befruchtete Eizelle direkt einsetzen lassen, stünden meine Chancen besser.

Info

Bei der **In-vitro-Fertilisation** (künstliche Befruchtung) verlangt das Gesetz als Voraussetzung für eine Kostenübernahme übrigens auch, dass das Elternpaar verheiratet ist – was, wie ich finde, eine weitere Diskriminierung darstellt – und außerdem mindestens 25 Jahre alt sein muss. (Wenn diese Kriterien nicht erfüllt sind, stehen die Chancen für eine Kostenübernahme übrigens immer noch besser als bei einer Kryokonservierung.)

Ich fühle mich unfair behandelt von der Krankenkasse und von unserem Gesetz. Muss ich eine Bank überfallen, um für hochgerechnet

75.000 Euro Eizellen sammeln zu können, weil pro Stimulations-phase und Punktion nur ein reifer Follikel abfällt? Oder muss ich mich aus Kostengründen und um von der Krankenkasse ernst ge-nommen zu werden, dazu drängen lassen, jetzt schon schwanger zu werden? Die unterstellten mir nämlich »ich würde das Ganze aus Spaß machen, weil ich mich eigentlich noch nicht reif genug für ein Kind fühle.« Meine Wut auf die Krankenkasse nahm mit jedem Kontakt zu.

In Deutschland passiert einfach zu wenig in der Angelegenheit. Es gibt so viele Frauen und auch Männer, die aufgrund von diversen Erkrankungen frühzeitig Schritte in Richtung Kinderplanung vor-nehmen müssen, da wäre es mal angebracht, die »Standardverfahren« zur künstlichen Befruchtung neu zu diskutieren.

Ich hörte mich ein bisschen um, wollte wissen, was ich für Möglich-keiten hätte. Klagen – wie ich schnell herausfand. Gegen die AOK? »Da haben Sie sich aber einen mickrigen Gegner ausgesucht!« Das war die erste Reaktion des Anwalts, den ich kontaktierte und der auf solche Fälle spezialisiert ist – Philipp Alexander Wagner. Er riet mir dringend davon ab. Ich hätte keine Aussicht darauf, dieses Verfahren zu gewinnen. Für einen kurzen Moment war ich in meinem Zorn ge-willt, die ganze Kiste dennoch anzuleiern. Ich wollte den Kassen ein-fach nicht alles durchgehen lassen, sie wenigstens so lange nerven wie möglich. Ich spielte die Situation abends oft mit Sargis durch. Er war unterstützend, aber gleichzeitig auch realistisch, glaubte nicht, dass ich dem psychischen Druck standhalten würde – und er hatte Recht, für ein Verfahren dieser Größenordnung fehlte mir derzeit einfach die Energie.

Trotz allem habe ich auch für den dritten Sammelzyklus wieder einen Antrag auf Kostenübernahme gestellt! Ich gebe nicht so leicht auf! Wie diese Sache ausgeht, lasse ich euch dann auf meinem Instagram-Kanal wissen.

Schatz, wollen wir ein Baby machen?

Unter dem Druck der Krankenkassenproblematik und der Tatsache, dass sich diese ganze Eizellensammlerei und Befruchtung so schwierig gestalten, erwischte ich mich immer öfter dabei, wie ich mit dem Gedanken spielte, ob es vielleicht doch eine Option wäre, jetzt schon ein Baby zu bekommen. Ich nahm all die Kinder im Freundeskreis wahr, seit Monaten drehte sich mein Alltag darum, Voraussetzungen zu schaffen, um irgendwann selbst welche zu haben, und obendrein gab mir das Hormonchaos wahrscheinlich noch den Rest. Ich wusste nicht so richtig, was ich von der Idee halten sollte. Sie bei meinem Freund anzusprechen, fand ich noch schwieriger. »Schatz, wollen wir ein Baby machen?« Ich stellte mir vor, wie ihn die Frage rückwärts aus den Latschen haute.

Wir hatten schon oft über Kinder geredet – daher ja auch die Entscheidung zur künstlichen Befruchtung und der Kryokonservierung –, aber wenn wir uns bisher in der Fantasie mit Nachwuchs gesehen hatten, hatten wir uns die Zukunft ausgemalt. Doch die letzten Monate hatten unseren Blick auf die Dinge verändert. Mehr und mehr bewegt sich dieses Bild von uns als Familie in Richtung Gegenwart. Ich möchte nur nicht, dass wir uns bei dieser wichtigen Entscheidung von den äußeren Umständen unterbewusst drängen lassen. Die magere Ausbeute der letzten Versuche beeinflussen unsere Gefühle und Gedanken sicherlich. Denn ich habe wirklich große Angst davor, keine eigenen Kinder bekommen zu können. Dadurch überlege und kalkuliere ich wie eine Wilde: Hätten wir vielleicht ohne diese ganze Kryokonservierungsnummer mehr Chancen auf unser eigenes Baby? Während all der Versuche war ich 22 Jahre alt – irgendwie total unfair, sich so früh damit auseinandersetzen zu müssen. Auf der anderen Seite auch großes Glück, dass wir auf die Problematik aufmerksam wurden und so überhaupt noch reagieren können.

Stimulationsphase – Klappe, die Dritte!

Bei der Kinderwunschbehandlung gibt es unterschiedliche Protokolle – so nennt man den Verlauf der Behandlung. Bisher startete ich immer direkt mit Pergoveris®. Eine andere Möglichkeit ist – und so wird es auch bei vielen Frauen mit Endometriose gemacht –, mit GnRH-Analoga zu beginnen. Kurz zur Erinnerung und wirklich ganz salopp gesagt: Der Hormonhaushalt wird so weit heruntergefahren, dass er auf dem Stand einer Frau in den Wechseljahren ist. Anschließend wird er in der Stimulationsphase der Kinderwunschbehandlung wieder aufgebaut. Ich stelle es mir so vor: Man löscht alles auf der Festplatte, um sie dann neu zu bespielen. Die Ärzte im KITZ fanden diese Erklärung ganz gut, um den Vorgang in einfachen Worten zu beschreiben.

Mein dritter Sammelzyklus sollte genauso ablaufen und würde damit um einiges länger dauern als die beiden Vorgänger. Um meinen Hormonhaushalt zu resetten, bekam ich eine Spritze mit einmonatiger Depotwirkung. Alternativ hätte ich über mehrere Wochen ein Nasenspray verwenden können – und glaubt mir, ich fragte mich ernsthaft, wieso ich mich gegen diese Variante entschieden hatte. Die Spritze war wirklich oberfies! Die Nadel war riesig, und die Lösung musste in den Muskel injiziert werden. Die Arzthelferin hatte mich vorgewarnt: »Das wird brennen. Die Einstichstelle kann ein paar Tage dick und gerötet sein.« Ich will niemandem Angst machen, vielleicht fand bloß ich die Spritze so abartig, aber das Teil war echt krass, und danach hatte ich Muskelkater des Todes in meinem Hintern. Ich konnte kaum laufen.

Die guten Nachrichten sind: Die Depotspritze kann über die Krankenkasse abgerechnet werden, weil sie als Therapieform bei Endometriose gilt.

Die Nebenwirkungen der GnRH-Analoga (insofern ihr welche bekommt) treten etwa zwei Wochen nach Beginn der Therapie ein. Vorher blutet ihr in der Regel noch mal ab, und dann verschwinden die Hormone allmählich aus dem Körper – wobei sie medizinisch gesehen nicht so einfach »verschwinden«. Frau Dr. Mechsner würde das anders ausdrücken.

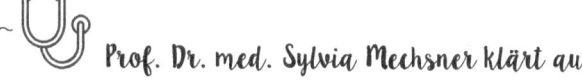

Prof. Dr. med. Sylvia Mechsner klärt auf

GnRHa ist ein Analogon für den GnRH-Rezeptor, das heißt, er wird durch das Medikament dauerhaft stimuliert. Daher werden die in der Hypophyse gespeicherten Vesikel (intrazelluläre, sehr kleine, rundliche bis ovale Bläschen), in denen FSH und LH gespeichert sind, komplett freigesetzt. Das nennt man Flare-up. Da diese nach etwa zwei Wochen komplett leer sind, kommt der Zyklus zum Erliegen. Die Östrogene sinken, und daher setzen die Nebenwirkungen (Hitzewallungen, sogenannte klimakterische Beschwerden) mit einer zweiwöchigen Verzögerung ein. Das Entscheidende ist: GnRH wird sonst pulsatil freigesetzt. Die Dauerstimulation durch das Analogon stört quasi die natürlichen Abläufe.

Ich hatte natürlich wieder all-inclusive gebucht: Übelkeit, Schwindel, Kopfschmerzen, Müdigkeit, depressive Verstimmungen, meine Brüste spannten, und Wassereinlagerungen gab es auch noch dazu. Damit es mir nicht ganz so elend ging, bekam ich die sogenannte Add-Back-Therapie begleitend. Das Präparat heißt Lenzetto® und wird als Spray aufgetragen – einmal täglich (bei Bedarf auch mehrmals) auf die Innenseite des Ober- oder Unterarms. Ich muss zugeben, ich war skeptisch, ob es ein paar lächerliche Sprühstöße mit der hormonellen Urgewalt aufnehmen können, und die Nebenwirkungen des Sprays hätte ich mir wohl besser auch nicht durchlesen sollen, aber das Medikament hielt einigermaßen, was es verspricht: Kopfschmerzen und Müdigkeit ließen nach, und meine Brüste spannten nicht mehr – ein Spaziergang waren diese vier Wochen trotzdem nicht.

Neugierig war ich allerdings darauf, was die GnRH-Analoga mit meiner Endometriose machten, da diese Therapieform angewendet wird, »um etwas Ruhe in die ganze Angelegenheit zu bringen«, wie Frau Dr. Mechsner so schön sagte. Leider habe ich keinerlei Verbesserung gespürt, aber ich befand mich auch in einer emotionalen Ausnahmesituation, und vielleicht war es meiner Psyche geschuldet, dass meine Endometriosebeschwerden unbeeindruckt von der Behandlung blieben.

Nach vier Wochen begannen wir mit der Stimulation, und ich war absolut positiv eingestellt: Dieses Mal wird alles besser, wir probieren schließlich was »anderes« aus.

Supersüß war übrigens die Apothekerin meines Vertrauens: Sie kannte mich langsam schon, und jedes Mal, wenn ich wieder mit meinem Rezept für die Pergoverisspritzen dort einlief, überreichte sie mir ein kleines Geschenk – pures Mitgefühl, oder eben ihre Art sich dafür zu bedanken, dass ich alle paar Monate mehrere tausend Euro in die Kasse spüle. (Denkt euch an dieser Stelle bitte den Smiley dazu.)

Damit die Eizellen nicht wieder einen auf *Speedy Gonzales* machten, fingen wir dieses Mal mit 300 Einheiten an. Mein Hormonhaushalt musste sich ja erst aufbauen. Demnach tat sich an den Follikeln zunächst nicht so viel. Nach vier Tagen setzten so langsam die Nebenwirkungen ein und glichen dieses Mal leider wieder dem ersten Sammelzyklus – heftig und langwierig. Mein Bauch war grün und blau von den Spritzen und das KITZ längst zu meinem zweiten Wohnzimmer geworden.

Apropos Stammgast im Kinderwunschzentrum: Obwohl ich diesen Ort auch mit körperlichen und seelischen Torturen verbinde, gehe ich immer gern dort hin. Hört sich vielleicht komisch an, aber ich habe mich an die lieben Menschen dort gewöhnt, die mich seit Monaten durch diese schwere Zeit begleiten.

Da die Angelegenheit mit der Eizellbefruchtung noch nicht vom Tisch war, kam Sargis wieder mit zu einem Termin. Ein weiteres Spermiogramm musste her, zur Kontrolle. Die mentale Unterstützung durch ihn tat mir gut. Schmerzen bei den Untersuchungen, alle zwei Tage Blutabnehmen, 13 Tage Stimulation – mein Körper war am Ende seiner Kräfte und meine Psyche so langsam auch. Zu Hause stapelten sich die Pergoveris®-Kartons und im Kühlschrank die Spritzen. Zwei Versuche direkt hintereinander sind eine harte Nummer. Mein Ehrgeiz war ins Unermessliche gewachsen – nur darum hielt ich das überhaupt alles aus. Eins war klar: Nach diesem Sammelzyklus musste ich eine Pause einlegen, ganz gleich, wie das Ergebnis aussah.

Frieda, sei stark! Sie wollen dir wieder an die Eier!

Vor der Punktion ging es dieses Mal ziemlich chaotisch zu. Am Vortag hatte ich einen 14-Stunden-Dreh in Berlin, die Eisprungauslösespritze musste ich mir am Anreisetag auf der Flughafentoilette injizieren. Ich kann es kaum erklären, ein Gefühl von Wehmut erfüllte die kahle Klokabine, so, als verabreichte ich mir die letzte Spritze. Vielleicht vermisste ich auch nur meinen Freund, keine Ahnung – irgendwas war dieses Mal anders. Doch mir blieb nicht viel Zeit für sonderbare Gedanken. Der lange Drehtag forderte meine ganze Aufmerksamkeit. Erst spät am Abend reiste ich zurück nach Regensburg und fiel daheim wie erschlagen ins Bett – ausnahmsweise ganz ohne Kopfkino, so fertig war ich.

Nur wenige Stunden später klingelte schon wieder der Wecker. Um halb acht in der Früh musste ich in der Praxis sein. Sargis hatte spielfrei und konnte endlich mal von Anfang bis Ende bei mir bleiben. Der Termin fand dieses Mal unter der Woche statt. Darum musste Sargis außerhalb des OP-Bereichs warten. Männer sind im Aufwachraum nicht zugelassen, weil die meisten Patientinnen untenrum unbekleidet sind. Das leuchtete mir natürlich ein, dennoch hätte ich ihn gern bei mir gehabt. Mein kleiner Lichtblick: Die Narkose. So bitter es klingt, mein Lieblingsteil der ganzen Prozedur.

Der Eingriff verlief ohne Komplikationen. Allerdings hatte ich wieder extreme Schmerzen nach dem Aufwachen, sodass wir schon bald den Kampf mit Ibuprofen® und Kamillentee gegen die Schmerzen aufgaben und mich mit einer Ladung Dipidolor® auf einen anderen Planeten schossen, wo ich noch mal in einen erholsamen Tiefschlaf fiel.

Ich erschreckte mich richtig, als ich wieder zu mir kam. Wie lange Sargis wohl schon auf mich wartete? Nach drei Stunden wollte ich einfach nur zu ihm. Die ersten Schritte waren noch etwas wackelig. Das Gute an meinem Kurzzeitkoma: Die Laborergebnisse waren schon da. Und soweit ich das bisher mitbekommen hatte, waren alle einigermaßen zuversichtlich. Meine Werte waren optimal zur Entnahme gewesen, und ich hatte tatsächlich ganze acht Follikel – also echt ordentlich für meine Verhältnisse. Vier davon hatten es sogar ins Labor geschafft.

Darum war ich recht positiv gestimmt, als wir ins Behandlungszimmer von Frau Dr. Ignatov kamen. Dort saß die Arzthelferin, die mich schon seit meinem ersten Versuch begleitete, bereits vor einer geöffneten Datei am PC. Sie schaute besorgt – fand ich. Oder bildete ich mir das ein? Sofort strömten panische Gedanken auf mich ein. *Anna! Beruhige dich!* Ich redete mir gut zu. *Noch hat niemand etwas Negatives gesagt!* Ich versuchte, meinen Kopf auszuschalten, nichts zu denken.

Wir setzten uns auf die beiden Stühle vor den Schreibtisch und warteten auf Frau Dr. Ignatov. Keiner sagte großartig was – zwei, drei Floskeln der Höflichkeit und ein gut gemeintes Lächeln der Arzthelferin. Sargis scrollte auf dem Handy auf und ab, und auch ich fing an, auf meinem Telefon zu daddeln. Einfach nur, damit ich etwas zu tun hatte. Unaufmerksam blätterte ich durch die Beiträge. Dann näherten sich Schritte auf dem Gang. Frau Dr. Ignatov trat ein, und meine Anspannung wuchs ins Unermessliche. Noch während sie die

Tür hinter sich schloss, flog ihr Blick untersuchend zum Bildschirm, wo die Laborergebnisse geöffnet waren.

»Wie, von den vier Follikeln ist kein einziger reif?« Ungefiltert sprach sie ihren ersten Gedanken aus und hatte noch nicht zu Ende geredet, da brachen bei mir schon alle Dämme. Der Satz stach mir wie ein Messer ins Herz. Meine Hand schnellte in mein Gesicht und bedeckte meine Augen, aus denen die Tränen schon strömten, als die Ärztin weitersprach: »Das gibt's doch nicht! Nicht mal annähernd reif.«

Um mich herum wurde alles dumpf. Ich griff Sargis' Hand. Frau Dr. Ignatov redete noch weiter, aber viel drang nicht mehr zu mir durch. Alles, was ich laut und deutlich hörte, war mein Schluchzen. Ich konnte es nicht zurückhalten. So fest ich konnte, presste ich mein Gesicht in meine Hand. Alles, was ich wahrnahm, war die feuchte Hitze in meiner Handfläche von Tränen vermischt mit heißer Atemluft. Und Dunkelheit. Ich konnte die Augen nicht öffnen. Niemanden ansehen. Erst als Sargis seine Hand bewegte, merkte ich, wie heftig ich sie die ganze Zeit zusammengequetscht hatte. Mir schmerzten die Finger. Und mit einem Mal war ich fix und alle. Meine verkrampfte Körperhaltung wich aus meinen Gliedern, und ich sackte in meinem Stuhl zusammen. Alles in mir war plötzlich schlaff, jeder einzelne Muskel. Ich weinte noch immer in meine Hand. Leiser jetzt. Eine stille Verzweiflung.

Keine einzige reife Eizelle.

All meine Hoffnungen und Wünsche waren mit diesem Satz zerplatzt – wie vier kleine Seifenblasen. Meine kleinen Seifenblasen. Jede einzelne Eizelle war für mich gefühlt wie mein Baby, auch wenn sich das vielleicht nach dem blanken Wahnsinn anhört, und ich mir gar nicht erst vorstellen will, wie schrecklich es sein muss, tatsächlich einen Embryo zu verlieren oder die befruchtete Eizelle, die sich nicht eingenistet hat, zu verschmerzen. Jede Frau in meiner Situation, jede Frau mit einem unerfüllten Kinderwunsch wird meine Gefühle nachvollziehen können, da bin ich mir sicher. Es fühlte sich an, als wäre mir eben das Herz herausgerissen worden. Sargis sagte die ganze Zeit kein einziges Wort. Er war komplett still. Ich glaube, es war schlimm für ihn, mich so zu sehen und nichts tun zu können. Ohnmacht ist fürchterlich.

Bedeutete das, es war alles umsonst? Die Schmerzen, der verzweifelte Kampf der letzten Monate? Ein mickriges Stimmchen presste sich durch meinen Kehlkopf. »Macht es überhaupt noch Sinn weiterzusammeln? Oder soll ich aufgeben?« Zum ersten Mal seit einer gefühlten Ewigkeit schaute ich Frau Dr. Ignatov wieder an.

»Frau Wilken, ich will ganz offen sein. Aus jetziger Sicht würde ich Ihnen keinen weiteren Sammelzyklus empfehlen.«

In meinem Hals formte sich ein dicker Kloß. Ich konnte ihr nicht mal antworten, obwohl ich ihr wirklich dankbar für ihre Ehrlichkeit war. Sie war selbst total betroffen und wollte nichts unversucht lassen. »Wir werden die Eizellen in den Brutkasten legen, vielleicht reifen sie noch nach. Allzu große Chancen sollten Sie sich aber nicht ausrechnen.«

Ich wollte mir nicht mal den Hauch einer Chance ausrechnen, wenn ich ehrlich war. Außerdem wusste ich nicht, ob ich diese Möglichkeit überhaupt in Anspruch nehmen wollte. Schon bald die nächste schlechte Nachricht überliefert zu bekommen, das würde ich nicht ertragen. Doch ich hatte keine Kraft mehr für Widerstand, keinen Elan für weitreichende Entscheidungen. Darum ließ ich sie alle schalten und walten und funktionierte nur noch im Autopilot.

So kamen die Eizellen in den Brutkasten und Sargis gab sogar noch mal Sperma ab, damit die Eizelle im Fall der Fälle direkt befruchtet werden könnte. Was auch immer – ich machte anstandslos alles mit, Hauptsache, wir wären bald fertig und könnten nach Hause.

»Geben Sie sich etwas Zeit. Sollten Sie sich wirklich noch für einen weiteren Versuch entscheiden, respektieren wir Ihren Wunsch natürlich. Aber in dem Fall lege ich Ihnen dringend ans Herz, sich vorher eine Erholungsphase zu gönnen.«

Erholung. Das war mein Stichwort. Ruhe. Genau das brauchte ich gerade. Ich war am Ende meiner Kräfte und meiner Nerven. Wollte niemanden hören oder sehen. Nicht mal meine Mutter rief ich an, als wir die Praxis endlich verließen – und das bedeutete, tiefer konnte das Loch nicht sein, in das ich gerade fiel.

Haltet die Welt an, ich will aussteigen!

Rollos runter, Lichter aus. Genau das taten wir dann. Wir legten uns mitten am Tag ins Bett, schalteten die Handys auf stumm, kuschelten uns ineinander und schotteten uns von der Welt ab. Für niemanden war Platz in unserem Schlafzimmer. Nur wir beide und Oskar – die kleine Familie, die wir sind. Restspuren vom Opiat noch in meinem Kreislauf und die Augen müde vom vielen Weinen, schlief ich schon bald ein. Sargis ebenfalls.

Ein paar Stunden war ich wie ausgeknockt. Keine Träume, keine Gedanken für eine kleine Weile gehabt zu haben, war wie ein kurzer Waffenstillstand in meinem Kopf. Denn kaum war ich geistig wieder anwesend, prasselten die Bilder und Worte vom Vormittag auf mich ein wie feindliche Geschosse. Es tat so weh. Mir quollen direkt wieder die Tränen in die Augen. Wieso muss das ausgerechnet mir passieren? Was sollte ich denn noch alles tun? Vor allem gab ich mir auch irgendwie ein bisschen Schuld an den missglückten Versuchen, weil ich so viele Jobs angenommen hatte, mich während der Stimulation nicht genug ausgeruht hatte.

Es war natürlich der totale Wahnsinn, dass ich mich für die Launen der Natur verantwortlich machte, und genau das versuchte mir auch Sargis klarzumachen: »Du konntest das nicht beeinflussen! Wir können das nicht beeinflussen!« Ich wusste, dass er recht hatte, trotzdem fraß mich mein Gewissen auf. Vor allem in den Momenten, in denen ich allein war. Sargis musste ins Training, weshalb meine Freundin Miri »Anna-Dienst« schob. Sie versuchte, mich dazu zu bewegen, etwas zu essen, aber ich bekam kaum einen Brocken hinunter – drei Löffel Obstsalat, mehr ging nicht. Dennoch gab mir das Essen etwas Kraft. Genug Energie, um Mama endlich anzurufen und diesen

Albtraum noch mal am Telefon zu durchleben. Sargis hatte ihr am Mittag nur eine kurze WhatsApp zur Beruhigung geschickt, denn sie machte sich tierische Sorgen, weil sie nichts von mir hörte. Auch Betty hatte er informiert. Ich war ihm dankbar, dass er mir diese Last abgenommen hatte und heilfroh, als er aus dem Training zurückkam und es endlich Abend war – ins Bett klettern, Decke über den Kopf ziehen und für die nächsten Stunden durfte sich die Welt wieder ohne uns weiterdrehen.

Der Morgen »danach« …

… fühlte sich an, als hätte ich einen schlimmen Kater. Mir tat jedes Körperteil weh, meine Augen waren zugeschwollen. Mein erster Gedanke: Heute kann ich im Labor anrufen. Aber ich tat es nicht. Ich ließ mich auch nicht von Sargis dazu überreden. Ich war nicht bereit für noch mehr Drama. Stattdessen drehte ich mich noch einmal um und schloss meine Augen. Hier würde ich heute bleiben. Den ganzen Tag. Im Bett.

Nur für Oskar stand ich manchmal auf. Wir gingen ein paar Schritte an der frischen Luft, und dann verzogen wir uns wieder unter die Decke – meine kleine Rettungsinsel in diesen wüsten Tagen. Hier war ich gestrandet. Offline. Kein Instagram, kein Kontakt zur Außenwelt. Ich war noch nicht bereit, über das alles zu sprechen.

Stattdessen ging ich in mich. Ich bin ja sehr spirituell, wie ihr wisst. Ich bete auch jeden Tag. Das mache ich schon seit ich klein bin, früher betete ich immer zusammen mit meiner Mutter. An diesem Tag sendete ich viele, viele Stoßgebete in den Himmel.

Am Folgetag packte mich dann plötzlich die Neugier. Auf einmal verspürte ich einen unglaublichen Drang herauszufinden, was meine Eizellen in diesem Brutkasten taten. Also kratzte ich das letzte bisschen Mut zusammen und rief im KITZ an.

Der Herr am Telefon wusste gleich, wo er mich hinstecken sollte. »Ihren Eizellen geht es blendend, Frau Wilken. Drei Stück sind nachgereift, und zwei davon haben sich sogar befruchten lassen!«

Okay.

Stille. Was sagt man dazu? Eigentlich sollte ich mich doch jetzt freuen, oder? Das waren doch gute Nachrichten. Aber ich fühlte fast gar nichts. Wenn überhaupt, dann eher so etwas wie Skepsis. Vorsicht – um mich selbst zu schützen. Denn reife Eizellen sind immer noch keine Garantie!

Ich brauchte einen Moment, um die neue Information zu verdauen. Dann erlaubte ich mir doch noch ein klitzekleines Lächeln, als ich Sargis davon erzählte: »Wir haben unsere Eizellen im Vorkernstadium.« Wahnsinn – daraus kann Leben entstehen. Wann immer der Zeitpunkt für uns der richtige ist.

Und die Moral von der Geschicht'?

Die guten Nachrichten haben mir ein bisschen Hoffnung zurückgegeben. Ich sehe jetzt nicht mehr so schwarz für einen weiteren Sammelzyklus. Aber ich habe mir vorgenommen, mir Zeit zu geben. Sargis sieht das genauso. Wir wollen uns von meiner biologischen Uhr nicht mehr stressen lassen.

Wie alles ausgehen wird, ob wir noch einen Versuch unternehmen oder mehrere, kann ich euch derzeit noch nicht sagen. Denn ich weiß es selbst nicht. Was ich euch stattdessen noch erzählen kann, bevor wir unsere Reise beenden, ist, dass ich, während ich die letzten Zeilen hier schreibe, gerade im Flugzeug nach Barcelona sitze, denn ja, meine Welt dreht sich wieder, und ich blicke zurück auf eine emotionale Zeit.

Drei Vollnarkosen in fünf Monaten, knapp neunzig Spritzen habe ich mir selbst gegeben, unzählige Termine im KITZ wahrgenommen, 17.000 Euro ausgegeben. Seit das Thema Kinderwunsch zum ersten Mal aufkam, ist es zu meiner absoluten Priorität geworden und arbeitet nonstop in mir. Und trotzdem bin ich immer noch zu hundert

Prozent verwirrt. Wenn ich ehrlich bin, dann weiß ich überhaupt nicht, was ich will. Außer dass ich mir mehr als jemals zuvor ein Baby wünsche. Sargis ist ein absoluter Kindermagnet, und zu sehen wie er mit den Kleinen unserer Freunde umgeht, erwärmt mein Herz. Ich genieße jede Sekunde mit den Kids, und vor allem meine Freundin Carla hat mir mit ihren süßen Mäusen die Zeit einfacher gemacht. Keine Sekunde empfinde ich Traurigkeit in Gegenwart anderer Kinder, weil sie mir mein eigenes Schicksal vor Augen führen. Im Gegenteil, sie geben mir Kraft und schenken mir Liebe und lassen mich den Moment herbeisehnen, wenn Frieda bereit ist, Mama zu werden.

>Wenn man sich etwas wirklich wünscht,
wenn man ganz fest daran glaubt,
dass es in Erfüllung geht,
dann passiert es auch.«

Zitat aus dem Film *Zweiohrküken*

Danksagung

Falls du das Buch bis hier gelesen hast, möchte ich dir zunächst für deine Aufmerksamkeit danken. Ich freue mich, dass du dieses Buch gelesen hast. Ich hoffe sehr, dass es dir irgendwie geholfen hat, auch wenn ich mit dem Buch natürlich keine Beschwerden wegzaubern kann.

Ein großes Dankeschön geht zu allererst an mein gesamtes Management Fab4Media, insbesondere Michi, der mir zu jeder Zeit mit Rat und Tat zur Seite stand. Ebenso wie Isabelle, die mich seit meiner ersten Sekunde bei Fab4Media begleitet hat und immer für mich da ist. Gemeinsam haben wir die Idee eines Buches entwickelt und geschaut, was umsetzbar ist. Danke, dass ihr mich nehmt, wie ich bin – meine Ausfälle aufgrund meiner gesundheitlichen Situation hinnehmt. Ich bin froh, solch ein tolles Management zu haben!

Ohne den Verlag Eden Books gäbe es dieses Buch nicht. Darum möchte ich mich beim gesamten Team, meiner Verlegerin Jenny, Nina, Marion, allen Grafikern bedanken – dafür, dass wir überhaupt zusammengekommen sind. Was das betrifft, gebührt mein Dank auch Stephan von 31Media. Danke, dass ihr mir diesen Traum erfüllt habt, ohne euch würde ich diese Danksagung jetzt gar nicht schreiben.

Danke an Saskia, dass du monatelang jeden Tag mit mir telefonisch oder via WhatsApp verbracht hast. Ich danke dir von ganzem Herzen, dass du all deine Zeit ins Schreiben dieses Buches gesteckt hast und jederzeit für mich da warst. Es war eine unglaublich emotionale Erfahrung für mich, und ich hätte mir keine bessere Co-Autorin als dich vorstellen können. Ich hoffe natürlich, dass wir den Kontakt weiterhin halten. Neben meiner Co-Autorin möchte ich mich auch bei unserer Lektorin Diana Napolitano für die herzliche und professionelle Zusammenarbeit und bei Anja Koeseling von der Agentur Scriptzz für das Vorlektorat und die Unterstützung bei der Ausarbeitung des Konzepts bedanken – tausend Dank, dass ihr uns jederzeit mit Rat und Tat zur Seite gestanden habt und so viel Geduld und Einfühlungsvermögen mit in dieses Projekt gebracht habt.

Das Cover ist natürlich auch nicht von allein entstanden. In diesem Zusammenhang bedanke ich mich vor allem bei meinem besten Freund und Fotograf Arya. Danke für den tollen Shootingtag und das wunderschöne Coverbild. Darüber hinaus, einfach danke für alles. Für jede Minute, die du mir zuhörst, an Tagen, an denen es mir schlecht geht und du mich aufheiterst und immer da bist. Schön, dass wir uns kennen und lieben lernen durften.

Für das Beisteuern der medizinischen Fakten möchte ich mich vor allem bei Frau Dr. med. Mechsner bedanken. Ich weiß es sehr zu schätzen, dass Sie bei allem, was Sie beruflich um die Ohren haben, die Zeit aufgebracht haben, uns immer wieder Rede und Antwort während dieses Projekts zu stehen. Darüber hinaus bin ich nicht nur dankbar, dass sie Teil des Buches, sondern auch meine behandelnde Ärztin sind.

Neben Frau Dr. med. Mechsner hat auch noch Dr. med. Wolfgang Sieber fachmännisch an dem Buch mitgewirkt und uns rund um das Thema Ernährung, insbesondere bei der Thematik Unverträglichkeiten, geholfen. Auch Ihnen spreche ich meinen Dank aus. Ich hoffe, wir können so gemeinsam etwas bewegen. Fachliche Unterstützung im Bereich der Physiotherapie haben wir durch die liebe Physiotherapeutin Dörte Berg bekommen. Danke für deine Einschätzung zu dem gesamten Kapitel!

Von Herzen tausend Dank an alle Endosisters, die mitgewirkt haben. Ihr seid einfach großartig! Danke für euer Vertrauen und eure Offenheit. Eine für alle, alle für eine!

Aber wie wäre der Inhalt des Buches entstanden, ohne meine ganzen Erfahrungen, die ich nicht allein durchlebt habe, sondern mit meiner Familie, meinem Freund und meinen Freunden.

Liebe Mama, mein allergrößtes Dankeschön geht an dich. Danke, dass du immer für mich da bist, auch wenn der Umgang mit meiner Endometriose für dich nicht immer leicht gewesen ist. Danke, dass du bei jeder OP dabei warst und mit aufmunternden Worten und beschützenden Armen auf mich gewartet hast. Du machst jeden Spaß mit und erträgst mich auch dann noch, wenn die kleine Diva in mir rauskommt. Du boxt mich aus jedem Schlammassel raus. Ich liebe dich unendlich doll und bin froh, so eine tolle Mama zu haben.

Oma Gerdi – mein Engel G. – du bist immer bei mir, auch wenn du körperlich nicht mehr anwesend bist.

Oma Gisela und Oma Meta, ihr habt einen großen Platz in meinem Herzen, und ich danke euch für alles.

Ein weiterer Dankesgruß geht an meinen lieben Opa, der für mich der tollste Mann in meinem Leben ist. Danke, dass ich auch mit Anfang zwanzig noch immer dein kleines »Lenchen« sein darf.

Auch meinen beiden Papas widme ich ein großes Dankeschön – sei es für die Fahrten zu diversen Ärzten oder einfach, weil ihr da seid. Ich bin froh, zwei tolle Papas zu haben und hoffe, wir erleben noch viele weitere spannende Dinge gemeinsam. Ich habe euch sehr lieb.

Wer mich neben meinen Eltern am meisten aushalten muss, ist Sargis. Mir ist bewusst, dass es nicht immer leicht ist, darum bin ich umso dankbarer, dich an meiner Seite zu wissen. Danke für die unzähligen Kartenspielsessions, die mich während der gesamten Kinderwunschbehandlungen abends abgelenkt haben. Danke, dass ich dich bei jedem Spiel anfeuern darf, und wir beide gemeinsam jede Hürde nehmen. Ich habe mit niemandem eine bessere Zeit. Danke, dass Oskar bei uns sein darf und wir durch ihn unsere eigene kleine Familie sind – ganz besonders, weil ich jetzt zum Zeitpunkt des Schreibens noch nicht weiß, wie groß unsere Familie werden wird. Ich liebe dich von ganzem Herzen, Engel.

Und was wäre ich ohne meine Freunde? Die eigentlich wie eine Familie für mich sind, zumindest ist Betty wie eine Schwester. Mein

Bro, danke für die geilsten Erlebnisse in meinem Leben und dafür, dass du immer da bist, egal, zu welcher Uhrzeit. Du hast den Tag vor meiner ersten großen OP mit mir verbracht, und mir tausend Lacher auf diversen Festivals und Konzerten beschert. Unsere Rapsessions in den Hotelzimmern sind mir eine besondere Ehre und heitern mich jedes Mal unendlich auf. Danke, dass du mich meine Schmerzen und Sorgen vergessen lässt, wenn ich bei dir bin. Bei dir kann ich ich sein. Auf das, was kommt, ganz im Sinne von 112 – ich lieb dich bis ins Disneyland und zurück!

Tomke, Marina, Lisa S., Lisa K., Wilko – danke, dass ihr seit der Schulzeit an meiner Seite seid. Auch wenn wir uns selten sehen, ist jedes Wiedersehen wie ein Nach-Hause-Kommen.

Danke an Marie und Anna F., die ich fast schon ganz zufällig kennenlernen durfte. Danke für jedes Telefonat und jeden WhatsApp-Kontakt. Ihr tut alles, um mich zu unterstützen und zu entlasten, und dafür danke ich euch zutiefst.

Anna H., Swantje, Jana, Michelle, Luisa: Euch möchte ich auch danke sagen, auch wenn das Danke bei jedem individuell ausfällt, bin ich euch einfach dankbar für euer Da-Sein, eure lieben Worte, die immer parat sind, und die Zeit, die ich mit euch bisher verbringen durfte. Danke für jede Unterstützung ganz gleich welcher Art.

Miri, Carla, Freya und Natalie: Vielen Dank für die schöne Zeit in Regensburg. Euch widme ich von Herzen meinen Dank, der ebenfalls ganz individuell ausfällt. Ihr habt mir Kraft gegeben, und ich bin mir sicher, dass unsere Wege sich nicht trennen werden.

Claudia, Suleika, Martina, Marlene, euch habe ich durch die Endometriose kennen und lieben gelernt und immer wieder darf ich mein Leben mit euch teilen. Marlene, wir haben uns durch unser Engagement auf Instagram für unsere Erkrankungen kennengelernt – auch wenn du nicht von der Endometriose betroffen bist, haben wir uns viel ausgetauscht. Auch dir Claudia möchte ich explizit für die langen Telefonate und deine hilfreichen Worte während meiner KiWu-Behandlungen danken.

Danke Rieke, dass ich in dir mein zweites Ich gefunden habe und wir immer mehr Parallelen zwischen uns finden. Dabei fing alles bei einer E-Mail an. Du warst bei meiner ersten Pergoveris®-Spritze für die KiWu-Behandlung via FaceTime dabei, wir haben gemeinsam gelacht und geweint während der ganzen Zeit. Danke für jede Antwort auf meine Hypochonderfragen bei WhatsApp.

Und zu guter Letzt: Danke an meine Community bei Instagram. Danke an jeden Follower, der mich auf dieser Reise unterstützt hat, mir immer wieder geschrieben hat, mit mir gelitten und gefiebert hat. Aber auch für die tollen Informationen und euren Hilfestellungen, egal, bei welcher Frage. Somit auch ein Danke an all meine Kollegen aus der Social-Media-Branche für jede Unterstützung und für jedes offene Ohr.

Generell möchte ich allen Menschen danken, die einen Platz in meinem Leben haben. Gefühlt könnte ich ein ganzes Buch mit individuellen Danksagungen füllen. Danke für jeden einzelnen, der mein Leben bereichert.

Anhang

Linksammlung

Auf der Seite der Endometriose-Vereinigung Deutschland e. V. www.endometriose-vereinigung.de erhaltet ihr eine Liste mit Kontakten von Fachärzten und anderen Anlaufstellen.

Über die australische Pelvic Pain Foundation www.pelvicpain.org.au findet man im Internet ganz gute Seiten mit tollen Anleitungen für Entspannungsübungen.

Jede Rehaklinik hat auch eine Homepage, auf der ihr euch im Detail informieren könnt:
www.ameos.eu/standorte/ameos-nord/ratzeburg/ameos-reha-klinikum-ratzeburg/
www.asklepios.com/bad-schwartau/
www.median-kliniken.de/de/median-klinik-schlangenbad/
www.rehakliniken-waldsee.de/medizin-therapie/indikationen/gynakologie/

Alle Einzelheiten zur Einstufung des Behinderungsgrades, den Nachteilsausgleich im Detail und wichtige Infos zum Sozialverband Deutschland bekommt ihr auf www.bmas.de, www.betanet.de/files/pdf/nachteilsausgleiche-gdb.pdf und www.sovd.de

Hilfreiche Apps

Clue ist ein kostenloser Menstruationskalender, der dir auf der Grundlage von wissenschaftlichen Erkenntnissen hilft, die einzigartigen Muster in deinem Menstruationszyklus zu verstehen.

7Mind ist eine Meditations- und Achtsamkeits-App, die dir geführte Mediationskurse bietet und den Einstieg in die Meditation ganz einfach macht. Du senkst damit den Stress, verbesserst deine Konzentration – und wirst gelassener und glücklicher.

Hol dir mit **Relax Melodies** deine ganz individuellen beruhigenden Sounds nach Hause. Ob sanfte Klangschalenmusik, Meeresrauschen oder Regentropfen – für jeden ist hier was dabei, und alle Sounds lassen sich beliebig kombinieren.

Quellenangaben

»Ursachen für Endometriose« (Seite 43) ausschnittweise übernommen aus einem Artikel über Endometriose für die Zeitschrift Brigitte, verfasst von Frau Dr. med. Sylvia Mechsner.

»Einstufung der Endometriose« laut Bundesministerium für Arbeit und Soziales (Seite 142): www.bmas.de

Matrix-Rhythmus-Therapie (Seite 160): Homepage MaRhyThe, www.marhythe-systems.de/de/die-therapie/

Grapefruit und die Pille (Seite 178): Onmeda.de und pharmawiki.ch

Weiterführende Literatur

Gerhard, Ingrid/Kerckhoff, Annette: *Was tun bei ... Endometriose. Homöopathie und Naturheilkunde.* Natur und Medizin KVC Verlag, 2017

Helen, Johanna: *Leben mit einem Chamäleon. Endometriose – mehr als nur Bauchschmerzen.* Shaker Media, 2001

Kaiser, Britta/Korell, Matthias: *Endometriose und Ernährung.* Müller und Steinicke Verlag, 2017

Liel, Martina: *Nicht ohne meine Wärmflasche. Leben mit Endometriose.* Komplett Media, 2017

Reininger, Lisa-Maria alias Femitale.label: *Happy Period* (nur als E-Book erhältlich)

Impressum

Anna Wilken mit Saskia Hirschberg
In der Regel bin ich stark
Endometriose: Warum wir unsere Unterleibsschmerzen ernst nehmen müssen!
ISBN: 978-3-95910-228-5

Eden Books
Ein Verlag der Edel Germany GmbH
Copyright © 2019 Edel Germany GmbH, Neumühlen 17, 22763 Hamburg
www.edenbooks.de | www.facebook.com/EdenBooksBerlin | www.edel.com
3. Auflage 2019

Die Autorinnen haben dieses Buch nach bestem Wissen und Gewissen verfasst. Dennoch können inhaltliche Fehler nicht komplett ausgeschlossen werden. Der Verlag und die Autorinnen übernehmen hierfür keine Haftung. Dieses Buch ist keine Handlungsempfehlung für den Umgang mit Endometriose und ersetzt niemals einen Arztbesuch.

Projektkoordination: Nina Schumacher und Juliane Noßack
Vermittelt durch: Stephan Strauß, 31Media GmbH
Lektorat: Redaktionsbüro Diana Napolitano, Augsburg
Umschlaggestaltung: Bianca Domula, affaire populaire
Cover- und Autorinnenfoto: © Arya Shirazi
Layout und Satz: Datagrafix GSP GmbH, Berlin | www.datagrafix.com
Druck und Bindung: optimal media GmbH, Glienholzweg 7, 17207 Röbel/Müritz

Printed in Germany

Dieses Buch ist auch als E-Book erhältlich.

Um die kulturelle Vielfalt zu erhalten, gibt es in Deutschland und in Österreich die gesetzliche Buchpreisbindung. Für Sie, liebe Leserin und lieber Leser, bedeutet das, dass Ihr verlagsneues Buch jeweils überall dasselbe kostet, egal, ob Sie Ihre Bücher gern im Internet, in einer großen Buchhandlung oder beim kleinen Buchhändler um die Ecke kaufen.

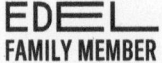

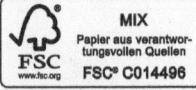